Dr. Rodolfo Furlan Damiano, PhD

VOCÊ PODE AMAR E SER FELIZ

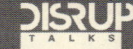

Editora Reflexão, 2024 – Todos os direitos reservados.
Rodolfo Furlan Damiano, MD, PhD

Editora Executiva: **Caroline Dias de Freitas**
Capa: **Vinicus Cunha Santos | Lucas Misturini Martins**
Ilustrações: **Lucas Misturini Martins**
Coordenação: **Monique Alvez**
Revisão: **Luisa Siqueira**
Diagramação e Projeto gráfico: **Estúdio Caverna**
Impressão: **Digitop**

1ª Edição – Outubro/2024

Damiano; Rodolfo Furlan, MD, PhD.
    Você pode amar e ser feliz.

    130 páginas. 23cm.
    ISBN: 978-65-5619-185-0

    1. Amor Eros 2. Autoamor. 3. Ágape. 4. Autocuidado. I. Título

---

CDU: 658.1:159.954

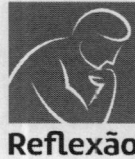

Editora Reflexão
Rua Almirante Brasil, 685 - Cj. 102 – Mooca – 03162-010 – São Paulo, SP
Fone: (11) 9.7651-4243
www.editorareflexao.com.br
atendimento@editorareflexao.com.br

Todos os direitos reservados. Nenhuma parte desta obra pode ser reproduzida ou transmitida por quaisquer meios (eletrônico ou mecânico, incluindo fotocópia e gravação) ou arquivada em qualquer sistema ou banco de dados sem permissão escrita da Editora Reflexão.

Dr. Rodolfo Furlan Damiano, PhD

VOCÊ PODE AMAR E SER FELIZ

Agradecimentos

A Deus.

Aos meus pais, que me deram a vida e me ensinaram tudo o que é amor;

À minha esposa, Bianca, que me ensina diariamente o amor romântico e suas abnegações;

Aos meus irmãos, Fernanda e Fernando, aos meus familiares, amigos e pacientes, que me ensinam ininterruptamente, com seus exemplos, como vivenciar o amor philia;

À Clarissa e ao Wagner, coordenadores da ONG Fraternidade sem Fronteiras, que abriram portas para desenvolver o amor ágape dentro de mim.

SUMÁRIO

Prefácio | 07

Apresentação | 10

Parte 1: Afinal, o que é amar e ser feliz? | 13

Parte 2: Autoamor | 34

Parte 3: Amor Eros | 48

Parte 4: Amor Philia | 61

Parte 5: Quando o amor parece não ser o suficiente – as injustiças, o sofrimento e o adoecimento | 88

Parte 6: Amor Ágape | 112

Conclusão | 125

Referências | 126

PREFÁCIO

O amor envolve um esforço contínuo de compreender, respeitar e cuidar, mesmo nos momentos mais desafiadores. Não se trata apenas de sentimentos, mas sim de ações e escolhas diárias que fortalecem a causa que propomos. É preciso estar disposto a enfrentar obstáculos, superar diferenças e cultivar a intimidade ao longo do tempo. O amor verdadeiro requer paciência, compromisso e a capacidade de se adaptar às mudanças que a vida traz. No final, é o trabalho árduo e a dedicação que transformam os sonhos em uma realidade duradoura. Realmente só existe a concretização de sonhos, caminhando!

É necessário o esforço continuado e os objetivos serão conquistados passo a passo. Existe algo extraordinário na vida: precisamos ser sinceros naquilo que nos propomos, desejar profundo e principalmente nos dedicarmos ao trabalho. Qualquer obra de significado só é realizada através de muitas mãos e muitos corações; neste sentido, precisamos congregar, unir esforços e desenvolver em nós habilidades que serão necessárias, como por exemplo a humildade, respeito e empatia.

Temos tido muitas experiências na vida comunitária e em família, essas vivências não tão românticas no início, como muitos supõem, com o acolhimento de muitas crianças em nossa casa, hoje são 18 e com mais as cuidadoras, ajudantes da limpeza e cozinha somamos mais de 24 pessoas. Não é simples lidar com crianças de 2 anos, adolescentes, jovens, e adultos de culturas diferentes, cada um com seus costumes e necessidades. É muitas vezes estressante exigindo de nós paciência para cumprir a tarefa que nos propomos. Lá fora, uma Organização com projetos na África e no Brasil, eventos e divulgações em diversos países, empresa particular, problemas e mais problemas. Nós nem sempre tomamos as decisões corretas, nem sempre nos relacionamos bem, nem sempre estamos pacificados, nem sempre estamos confiantes; enfim, vivemos o que qualquer pessoa passa em qualquer família, qualquer instituição ou empresa, porém um pouco mais intenso pelo volume de atividades e compromissos assumidos.

Como viver em paz, como ter harmonia, como ser feliz diante tantos desafios? Talvez alguns conceitos vivenciados podem nos dar uma visão sobre essa pergunta. Uma vez li uma frase que dizia "a felicidade é outro nome da consciência tranquila" de André Luis, e outra que dizia assim: "A palavra progresso não terá sentido enquanto houver crianças infelizes" de Albert Einstein. Sendo assim, não será possível a conquista da felicidade enquanto não nos esforçarmos honestamente para a construção da paz e do amor pela coletividade. Sabemos que pensar é fácil, agir é mais difícil, agora agir com coerência com o que pensamos é ainda mais desafiador. Quando nos dedicamos com os nossos deveres para com a vida, ainda que não seja fácil, mais próximos estaremos da tão sonhada felicidade.

Não será possível a conquista da felicidade enquanto não nos esforçarmos honestamente para a construção da paz e do amor pela coletividade.

Esses dias viajamos, eu Clarissa para o Brasil, a fim de cumprir agenda de divulgação de trabalho da Fraternidade sem Fronteiras e após 15 dias retornamos, fomos recebidos em nossa casa por todos com contentamento e amor e, ao entrarmos no nosso quarto, uma grata surpresa, nossa cama estava toda tomada de recadinhos que cada um dos nossos filhos fez para nós. O amor transbordou e isso nunca teria acontecido se não houvesse paciência, dedicação e o espírito de resiliência diante das tribulações existentes do caminho! O que importa é não pararmos, não desistirmos do ideal, do que é certo fazer, não desistirmos do bem, não desistirmos do amor. Vale a pena, pois no decorrer dos dias e anos de dedicação e esforço, quando nos olharmos, perceberemos que as conquistas nem a ferrugem nem a traça podem corroer, pois trata-se de conquistas da alma e não do corpo.

Wagner Gomes e Clarissa Paz – Fundadores e Coordenadores da ONG Fraternidade sem Fronteiras

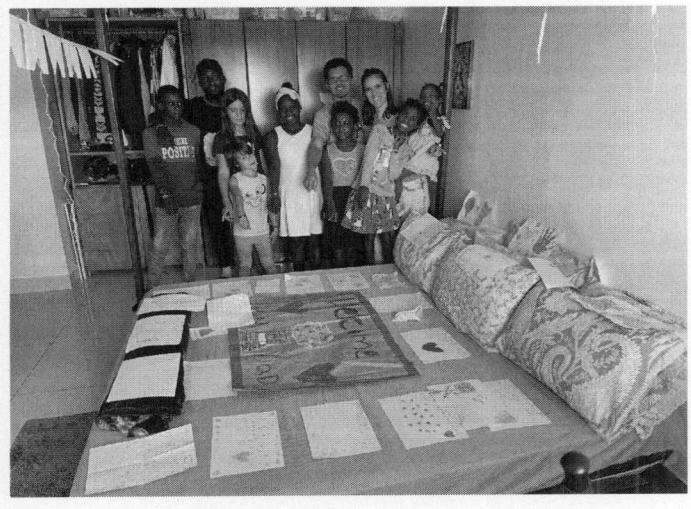

https://www.fraternidadesemfronteiras.org.br/comoajudar/

TODA OS DIREITOS AUTORAIS DESTE LIVRO SERÃO DOADOS PARA A ONG FRATERNIDADE SEM FRONTEIRAS

Apresentação
É possível amar e ser feliz?

É com grande alegria e um sentimento de realização que me encontro diante de vocês para apresentar o meu novo livro, "Você pode Amar e Ser Feliz". Esta obra é o fruto de uma jornada pessoal e profunda sobre as múltiplas facetas do amor e a busca incessante pela felicidade.

Não espere que o autor seja um homem isento de tristezas e momentos de desamor; muito pelo contrário, os inúmeros momentos de falta de amorosidade expressados por mim foram fios condutores desta narrativa, que nos conduz à necessidade ímpar de amar, no encontro com a felicidade. Também não espere que este seja apenas um livro de autoajuda voltado à positividade, do tipo "você pode", "queira e conseguirá", "vibre positivo e colherá positivo", entre outras mensagens semelhantes, que muitas vezes mais atrapalham do que ajudam, mais culpam do que perdoam, mais segregam do que agregam. Não que essas ideias sejam mentiras, muito pelo contrário, mas simplificar um caminho tão complexo é como ensinar alguém a dirigir apenas pisando no acelerador, sem considerar as curvas, os freios e os faróis.

Para mim, "Você Pode Amar e Ser Feliz" é uma compilação genuína de um médico psiquiatra, escritor e pesquisador, que descobriu em seus estudos sobre espiritualidade, depressão e suicídio, um leme para a conquista da saúde física, mental e espiritual. Não se trata de um livro religioso, embora toque em conteúdos fundamentais expressos por Jesus e outros profetas. Tampouco é um livro exclusivamente secular, mas se apoia em pesquisas e publicações de diversas áreas e epistemologias.

O livro se desdobra em seis partes, cada uma explorando um tipo diferente de amor, desde o autoamor até o amor ágape — aquele amor profundamente altruísta, que muitas vezes transcende as barreiras do "humano". Em cada seção, buscamos desvendar como essas formas de amor influenciam nossa felicidade e bem-estar, tanto individual quanto coletivamente.

Na primeira parte, "Afinal, o que é amar e ser feliz?", abordamos as definições e desdobramentos desses dois conceitos. Já na segunda parte, "Autoamor", discutimos a importância de nutrir uma relação de amor e respeito consigo mesmo, como alicerce para qualquer outro tipo de amor. Mostramos que, ao superar comportamentos autodestrutivos e adotar hábitos saudáveis, podemos cultivar uma vida de maior plenitude e satisfação.

Avançamos para o "Amor Eros", aquele amor objetal/romântico que tantas vezes captura nossos corações. Aqui, abordamos os desafios comuns das relações amorosas e como o autoamor pode nos ensinar a construir relacionamentos mais respeitosos e gratificantes. O respeito e o amor pela(o) companheira(o) revelam outras possibilidades de amor nas mais diversas formas.

O "Amor Philia", o amor entre seres humanos, é explorado como um campo onde o orgulho e o egoísmo são substituídos pela prática social das virtudes. Através da empatia, generosidade e compreensão mútua, encontramos uma fonte de alegria e contentamento. Mas o que acontece quando o amor parece não ser suficiente? Na quinta parte, enfrentamos as injustiças, o sofrimento, o adoecimento, a morte e o luto, propondo que, mesmo nessas horas, o amor oferece um caminho para a resiliência e a aceitação.

Por fim, o "Amor Ágape" é apresentado como um ideal de amor incondicional, de cuidado pelo outro e pelo planeta, um amor que pode transformar sociedades e trazer esperança, mesmo nos momentos mais sombrios. O amor pode ser a força que nos permite superar as maiores adversidades e encontrar significado e alegria na vida, independentemente das circunstâncias.

"É possível amar e ser feliz?" não é apenas um questionamento retórico, mas um convite a uma jornada de descoberta, onde cada leitor é encorajado a encontrar suas próprias respostas através das páginas deste livro. Agradeço a companhia de todos nesta jornada e espero que, ao lerem, encontrem inspiração, conforto e, acima de tudo, uma ressonância com suas próprias experiências de amor e busca pela felicidade.

Parte 1: Afinal, o que é amar e ser feliz?

Esta talvez seja a pergunta mais importante da história até aqui e, muito provavelmente, continuará sendo no futuro. Incontáveis cientistas das ciências naturais e humanas, artistas de todas as épocas, políticos de todas as orientações, mães e pais que entendem mais da teoria da relatividade do que Einstein, mestres na arte de encontrar o controle remoto perdido, entre tantos outros, já se debruçaram para tentar compreender minimamente os conceitos de amor e felicidade. Se perguntarmos a 100 pessoas diferentes, provavelmente teremos 100 respostas distintas para cada uma dessas questões: amor e felicidade.

Portanto, o leitor já deve saber que responder com precisão o que é amar e ser feliz é impossível e está fora do alcance deste ou de qualquer outro manuscrito que trate dessas questões. É como ter o poder de prever os números da loteria; se alguém já tivesse, teria ganho. Ou a capacidade de enriquecer apenas com o poder da mente, sem sair do sofá de casa; se alguém tivesse essa habilidade, não precisaria gravar cursos ensinando sobre o tema. Não há ser humano capaz de entender a dimensão profunda de entidades tão complexas e abstratas, e se alguém alega possuir essa chave do tesouro e cobra centenas ou milhares de reais para compartilhar "a sabedoria", fuja imediatamente. Essa "sabedoria" mudará assim que surgir uma oportunidade financeiramente mais vantajosa.

Aqui, você encontrará apenas a minha visão. A visão de um médico psiquiatra que não apenas observa as amarguras humanas, mas também busca sedimentar uma vida que valha a pena ser vivida. Acredito que diminuir o negativo é tão importante quanto aumentar o positivo. Não basta entendermos por que sofremos, quais são nossas sombras e provas nesta vida, se não contemplarmos um propósito maior, o qual chamo de transcendente – pois deve ir além das conquistas meramente materiais. Responder onde está minha dor é tão importante quanto responder onde está meu amor.

Como responderei a essas questões ainda é um mapa obscuro. No momento, escrevo este livro no Malaui, no sudeste da África, dentro de um campo de refugiados de diversos países, onde busco sedimentar o propósito da minha vida. Nesse sentido, para que você conheça melhor o meu ponto de vista sobre o que é amar e ser feliz, vale a pena contar um pouco da minha história.

Nasci em Sorocaba, SP, em 1992, em uma família composta por meus pais e dois irmãos por parte de pai. Meu pai é 14 anos mais velho que minha mãe, sendo ela sua segunda esposa. Desde cedo, aprendi sobre dois modelos muito distintos de expressão do amor – o que sempre me confundiu e me causou angústia por muito tempo. Meu pai era o clássico chefe de família. Coloco no passado porque houve muitas mudanças ao longo dos anos, mas, naquela época, ele garantia o sustento da família com muito conforto, mas sem luxo. Para ele, bastava ter as contas pagas, comida na mesa, a melhor escola garantida e as férias asseguradas, e isso era o suficiente. Já minha mãe, além de trabalhar para garantir sua independência, se dedicava ao afeto e ao cuidado – tanto emocional quanto espiritual. Ambos me amavam, mas de formas diferentes.

Confesso que essa ambivalência nos modelos de amor me causou angústia por muito tempo, e talvez até hoje ainda sinta seus reflexos. Afinal, o que é o amor para uma criança? Desde pequeno, observei minha mãe se dedicar a projetos sociais, o que me levou a seguir essa jornada desde cedo. Minha primeira experiência social organizada foi no final da adolescência, quando saíamos pelas ruas de Sorocaba para entregar comida a pessoas em situação de rua. Mantive essa atividade até os primeiros anos da faculdade de medicina, quando o cansaço e a carga horária da profissão me impediram de continuar.

Durante a faculdade de medicina, muita coisa desabrochou. Desde o primeiro dia, fui envolvido em uma atmosfera de tensão, desrespeito e humilhação – algo que descobri ser o "trote universitário", uma prática comum nas faculdades de medicina no Brasil. Para mim, era um contrassenso: como médicos poderiam cuidar verdadeiramente de alguém se não cuidam das pessoas mais próximas e vulneráveis dentro da própria instituição de ensino? Decidi, então, no ano seguinte, organizar o Grupo de Apoio ao Primeiranista (GAP), para receber e auxiliar os estudantes que ingressassem na universidade e não quisessem participar do trote. O resultado foi excelente, com quase metade da turma de 100 alunos aderindo ao projeto. Todo esse processo, no entanto, não foi fácil; pensei em desistir várias vezes, sofri ameaças físicas, psicológicas e morais, e me afastei de amigos por muito tempo. Tudo isso desencadeou o início de um quadro de depressão, que discutirei mais adiante.

Depois desse episódio, comecei a escrever meu primeiro livro, intitulado *Uma Nova Medicina para um Novo Milênio: A Humanização do Ensino Médico*, publicado aos 24 anos. Nele, discutimos os problemas e dificuldades da formação médica e como torná-la mais humana, amorosa e compassiva. Conseguimos reunir alguns dos maiores pesquisadores da área e lançamos o livro no maior congresso de educação médica do Brasil, o COBEM. Durante a faculdade, também tive a oportunidade de estudar por um ano na Southern Illinois University, nos Estados Unidos. Lá, fiz duas disciplinas de ética antiga, onde li e discuti clássicos da filosofia ética, aprofundando ainda mais minha curiosidade sobre o que grandes filósofos pensavam não apenas sobre ética, mas também sobre amor e felicidade – que, para muitos, eram conceitos inseparáveis.

Ao longo da minha formação, escrevi mais quatro livros e diversos capítulos e artigos sobre espiritualidade, o impacto da pandemia na saúde mental e, mais recentemente, sobre a prevenção do suicídio – um tema que, para mim, está profundamente ligado ao amor e à felicidade.

Durante essa jornada, tive mentores incríveis, que me ajudaram a desenvolver meu potencial respeitando minhas necessidades e as dos outros. Eles foram o que os americanos chamam de *role models* – pessoas que são referências e exemplos de conduta para nós. Aprendi muito com eles, e serei eternamente grato.

Outras experiências marcantes moldaram minha visão sobre o amor e a felicidade. Fui selecionado para participar do Projeto Rondon, onde desenvolvemos dois projetos ao longo de dois anos na comunidade de Ilhabela. O primeiro foi com trabalhadores de um centro de triagem de materiais recicláveis, oferecendo um curso básico de saúde e empreendedorismo. O segundo foi com professores da educação primária, aos quais ministramos um curso de metodologias ativas de ensino. Essas experiências me mostraram que, ao ensinar, aprendemos muito mais do que ensinamos, e que o aprendizado real está no exemplo, mais do que nas palavras.

Depois disso, participei de quatro missões pela ONG Fraternidade sem Fronteiras (FSF) – a última delas estou vivenciando neste exato momento. A primeira foi em Madagascar, a segunda em Manaus, e a terceira e quarta no Malaui. Todas essas missões foram experiências transformadoras, que me ensinaram dimensões do amor e da felicidade que jamais encontraria em um consultório psiquiátrico ou nas bancadas acadêmicas. Aprendi o que é Ubuntu, uma palavra africana que significa "eu sou porque nós somos", e que resume bem o que é o amor profundo. Compreendi que, apesar das mais diversas diferenças étnicas e culturais, somos um só povo, compartilhando um só coração – o coração da vida, do amor e da fraternidade. Abaixo, compartilho algumas fotos desses momentos marcantes para que você possa sentir um pouco da emoção de vivenciar essas experiências.

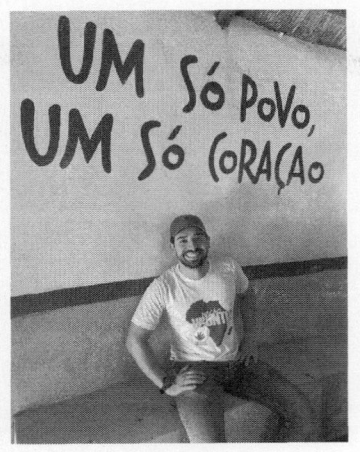
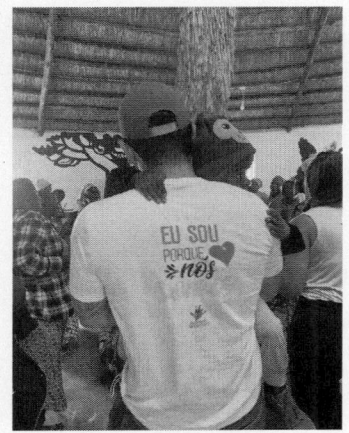
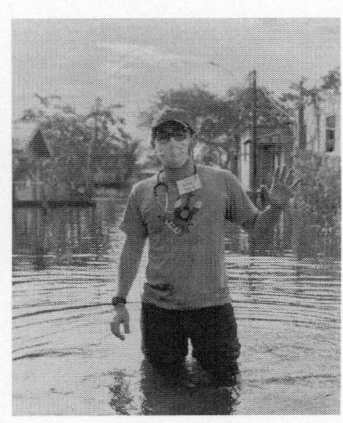

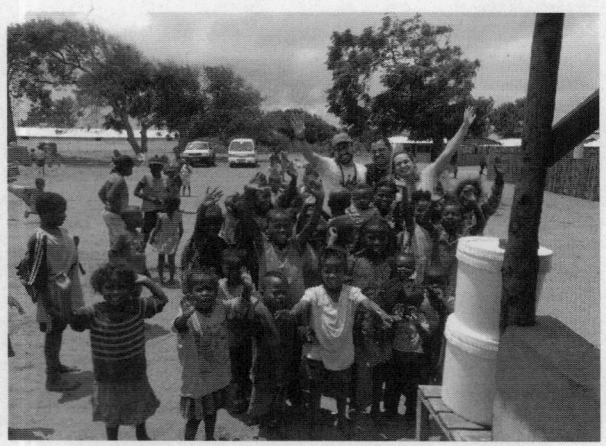

Mas nem tudo são flores e, apesar de todas essas atividades, desse contínuo processo de aprendizagem e de meu contato constante com a dor do outro como médico psiquiatra, passei por um episódio depressivo grave. Foi necessário recorrer ao tratamento com cetamina — uma terapia inovadora e extremamente eficaz para depressões resistentes ao tratamento —, já que não obtive resposta com os medicamentos convencionais. Ao longo do processo de melhora de minha dor e desesperança fui desenvolvendo a humildade e voltando para dentro de mim, onde, nas minhas profundezas, reencontrei o grão de espiritualidade que havia sido esquecido durante os exaustivos dias de trabalho e construção intelectual dos últimos anos. Diante dessa experiência, surgiu a ideia deste livro. Um livro que, após momentos de profunda reflexão, busca explorar onde reside o amor e a felicidade humana.

Para mim, a felicidade é a profunda vivência do amor, e a infelicidade, a falta momentânea dessa vivência. Mas como podemos construí-la? Será que é possível desenvolver esse amor dentro de nós? Afinal, o que seria esse amor? E essa tal felicidade? São essas questões que tentaremos dialogar nos próximos parágrafos.

O que é amar e o que é o amor?

Quando o amor chamar, sigam-no,
Mesmo que o caminho seja íngreme, árduo.
E quando suas asas os envolverem, entreguem-se a ele.
Ainda que a lâmina oculta entre as plumas possa feri-los.
E quando ele falar com vocês, acreditem,
Embora sua voz possa lhes destruir os sonhos como o vento que devasta o jardim.

Pois assim como o amor vem coroá-los, também vem crucificá-los.
E assim como garante que cresçam, também faz a poda.
Assim como se eleva e acaricia seus ramos mais frágeis que ao sol tremulam, O amor também desce até o solo para sacudir suas raízes tão apegadas à terra.

Como se fossem trigo, ele os junta em si.
Ele os debulha até que fiquem nus.
Ele os peneira para libertá-los da palha.
Ele os mói para que se transformem.
Ele os amassa até se tornarem flexíveis.
E então os leva a seu fogo sagrado, para que assim se tornem o pão sagrado do banquete sagrado de Deus.

Todas essas coisas o amor fará com vocês, até que conheçam os segredos de seu coração e, com esse conhecimento, se tornem um fragmento do coração da vida.

No entanto, se por medo buscarem apenas a paz do amor e o prazer do amor, Então convém cobrirem a nudez e passarem longe da eira do amor, Rumo ao mundo sem estacoes, onde terão risada, mas não todo o riso, e terão choro, mas não todas as lágrimas.

O amor nada oferece além de si mesmo e nada exigem além de si mesmo. O amor não tem posse e nem se torna posse; Pois o amor em si mesmo é suficiente.

Ao se amar não se deve dizer: "Deus está no meu coração", mas "eu estou no coração de Deus". E não pense que pode ditar o rumo do amor, pois o amor, se decidir que você é digno, ditará seus rumos.

O amor não tem desejo senão realizar a si mesmo. Caso amem e busquem outros desejos, porém, deixem que sejam estes:
Dissolver-se e tornar-se um rio que corre e canta sua música para a noite;
Conhecer a dor de sentir ternura em demasia;
Ferir-se graças a seu próprio entendimento do amor;
E sangrar por vontade própria e com satisfação;
Acordar cedo com o coração alado e agradecer por mais um dia amando;
Descansar ao meio-dia e meditar no êxtase amoroso;
Voltar para casa ao entardecer, com gratidão;
E depois dormir, com uma prece aos amados no coração e uma canção de louvor nos lábios.

Khalil Gibran, O Profeta

Com esse lindo poema, Khalil Gibran resume perfeitamente como vamos entender o amor neste livro: a virtude em si – o fim em si mesmo, e não um meio para alcançar um fim – como diria Kant. Um fim que pode ser almejado, alcançado, trabalhado e reforçado; por meio de esforço, renúncia, abnegação, mas também com alegria, leveza e tranquilidade. O amor pode (e deve) ser expresso em todas as relações: consigo mesmo, com os outros, com o cônjuge, com os animais, com a natureza, com Deus, com o amigo e o inimigo, com a ciência e a filosofia, com os objetos, com o que vemos e com o que não vemos. Sem amor, nenhuma relação é completa, e, mais importante, nossa felicidade também não. Podemos até construir uma alegria transitória, usufruir de benefícios passageiros, rir e nos divertir; mas sem amor, nunca seremos plenamente felizes.

Amar, portanto, é caminhar em direção a essas virtudes. É o processo de nos despirmos de nossos vícios e defeitos, especialmente de nossas maiores chagas: o orgulho e o egoísmo – que serão abordados mais adiante neste livro. É a conquista de valores morais firmes e inegociáveis, como a fraternidade, a compaixão, a justiça e o respeito, que devem sempre começar por nós mesmos, para depois se expandirem ao restante do universo. Sem reconhecermos nossas próprias sombras e nos dedicarmos à constante melhoria delas, não haverá a possibilidade de verdadeiramente enxergarmos a beleza em aliviar a dor do próximo. Contudo, sem reconhecermos também nossas virtudes, nossas potências e forças, não conseguiremos enxergá-las em nosso irmão – seja ele humano ou um animal indefeso. A beleza de amar está no equilíbrio de nossas forças, como ensina a tradição oriental do Yin e Yang, e também em diversos mitos greco-romanos e religiosos ao longo da história.

A letra da música abaixo, do artista Castello Branco, é de uma beleza e profundidade singulares, expondo essas diferentes formas e possibilidades de amar, e destacando que 'amar jamais será demais', pois o amor resume todas as potências da alma humana em um único conceito.

Preciso amar de menos
De menos a mim e mais atento
Preciso amar atento
Atento pra não ceder por dentro
Por dentro que tá
Por dentro que palpita aqui por dentro
Amar jamais será demais
E equilibrar
Não há, não há, não há, não há porque viver
Se não pra crer e ser crescendo sendo
Não há, não há, não há, não há porque amar
Se não pra semear conhecimento
Preciso amar sabendo
Sabendo que às vezes só eu só e só
Preciso amar eu só
Que é só que só me encontro dentro
Por dentro que tá
Por dentro que o walkie talkie
Por dentro
Amar e equilibrar
Não há, não há, não há, não há porque viver
Se não pra crer e ser crescendo sendo
Não há, não há, não há, não há porque amar
Se não pra semear...
Preciso amar (preciso amar) atento
Atento pra não ceder por dentro
Preciso amar atento
Não há, não há, não há, não há porque viver
Se não pra crer e ser crescendo sendo
Não há, não há, não há, não há porque amar

Se não pra semear conhecimento

Crer-sendo, Castello Branco

Os tratados sobre o amor, até agora, geralmente focam em apenas um objeto de amar. O amor-próprio é tema central nos livros de autoajuda, o amor romântico domina as enciclopédias psicanalíticas, e o amor ágape é amplamente abordado nos tratados religiosos e nas tradições orientais. Assim como o objeto, o vetor também costuma ser único. No campo das epistemologias psicodinâmicas, o amor é direcionado para si mesmo – essencial, mas muitas vezes egoísta. Já nas epistemologias religiosas, o foco é o outro – primordial, mas, sem o desenvolvimento do autoamor, limitado.

Há uma escassez de obras que tratem do amor em suas múltiplas faces, que considerem diferentes planos de existência, e que unam diversas teorias. Este é o meu desafio: construir um conceito de amor que contemple as várias estações da vida, sem esquecer o impacto que cada uma delas tem em nosso dia a dia – principalmente em relação ao maior desejo de todos os seres humanos: a felicidade.

O que é ser Feliz?

Como mencionei anteriormente, para mim, a felicidade é a profunda vivência do amor, e a infelicidade, a falta momentânea dessa vivência. Mas o que isso realmente significa? A filósofa e poetisa Lúcia Helena Galvão, professora da Nova Acrópole, resume perfeitamente toda a ciência filosófica da felicidade ao enfatizar que a felicidade é a completa harmonia entre corpo, mente e espírito, e que, para alcançar esse equilíbrio, o ser humano deve desempenhar perfeitamente sua função como Ser-humano. Coloco 'Ser' em maiúscula porque não basta ser humano evolutivo, proveniente dos primatas, mas sim Ser-humano transcendente, proveniente da melhor versão de nós mesmos. E qual seria a função do Ser-humano, se não vivenciar plenamente o amor?

A felicidade é a profunda vivência do amor, e a infelicidade a falta momentânea dessa.

Platão costumava apresentar a felicidade como o equilíbrio entre as partes da alma, onde a razão governa para manter o indivíduo no caminho de si mesmo. A racionalidade busca a verdade e a sabedoria, e deve comandar as demais partes da alma – a espirituosa e a apetitiva (ou o desejo) – para que a alma possa cumprir sua função para a qual foi criada: amar. Epicteto, filósofo estoico que viveu a maior parte de sua vida em Roma como escravo, deixou diversos ensinamentos para seus discípulos, alguns dos quais foram registrados. Em uma de suas preleções, ele define a felicidade como um verbo, dizendo: 'é o desempenho contínuo, dinâmico e permanente de atos de valor. Nossa vida é construída a cada momento e tem utilidade para nós e para as pessoas que tocamos'. Ou seja, a felicidade está intrinsecamente ligada a atos morais e à nossa missão de amar.

Antigamente atribuído a Cora Coralina, mas atualmente sem autor (re)conhecido, este poema de extrema transcendência, resume perfeitamente o objetivo da alma humana:

> Não sei...se a vida é curta
> Ou longa demais para nós,
> Mas sei que nada do que vivemos
> Tem sentido, se não tocamos o coração das pessoas.
>
> Muitas vezes basta ser:
> Colo que acolhe,

Braço que envolve,
Palavra que conforta,
Silêncio que respeita,
Alegria que contagia,
Lágrima que corre,
Olhar que acaricia,
Desejo que sacia,
Amor que promove.

E isso não é coisa de outro mundo,
É o que dá sentido à vida.
É o que faz com que ela
Não seja nem curta,
Nem longa demais,
Mas que seja intensa,
Verdadeira, pura…enquanto durar

Outros autores ao longo da história, em alinhamento com a ideia clássica de felicidade, também trouxeram contribuições importantes para esse entendimento. Esse conceito, em consonância com o que discutimos até aqui, apresenta a felicidade como um fim, no qual os meios utilizados são a vivência das virtudes, sendo a mais elevada delas o amor. Immanuel Kant resume essa ideia ao afirmar: "A moral, propriamente dita, não é a ciência que ensina como sermos felizes, mas como sermos dignos da felicidade." Essa concepção é essencial para o nosso entendimento, pois não devemos acreditar que a vivência das virtudes nos levará imediatamente ao bem-estar ou à alegria momentânea. Muitas vezes, observamos o oposto: inicialmente, há mais dor e sofrimento, pois é como se estivéssemos morrendo para velhos hábitos e nascendo para novos, o que gera angústia. Afinal, para onde estamos indo?

A felicidade deve ser diferenciada de conceitos comumente associados a ela, como alegria, prazer e bem-estar. A alegria é uma emoção temporária, uma resposta imediata a eventos favoráveis. Ela pode surgir de momentos de prazer ou de conquistas, mas, por sua natureza efêmera, se dissipa com as mudanças nas circunstâncias. O prazer, por sua vez, é mais fisiológico, ligado a sensações que satisfazem os sentidos, como uma refeição saborosa, um passeio agradável ou o alívio de uma dor. Já o bem-estar reflete um estado de equilíbrio físico e mental, geralmente relacionado à saúde sólida, a um ambiente estável e à segurança nos níveis financeiro, emocional e profissional. Todos esses sentimentos são importantes e não devem ser negados, reprimidos ou reprovados, mas sim aceitos e acolhidos no processo contínuo de manifestação do amor. Esse acolhimento foi bem descrito nas obras de Sigmund Freud.

Apesar das diferentes visões oriundas de diversas culturas e tradições religiosas, se pudermos observar com neutralidade – sem tribalismos ou a ideia de que "minha tribo é melhor que a sua" – perceberemos que todos esses cientistas, pensadores e religiosos apresentam a felicidade como a demonstração final do amor, expressa de diferentes maneiras e em diversas áreas. Podemos ver isso claramente em alguns exemplos a seguir.

Para Aristóteles, a felicidade (ou *eudaimonia*) não era simplesmente um estado de bem-estar, mas uma forma de viver virtuosamente. Em sua obra *Ética* a *Nicômaco*, ele descreve a felicidade como "a atividade da alma de acordo com a virtude". A verdadeira felicidade, segundo ele, é o resultado de uma vida vivida conforme a razão, onde uma pessoa realiza plenamente suas capacidades humanas por meio de atividades que expressam as virtudes – a razão governando perfeitamente a alma e as paixões em direção às virtudes. Mais adiante na história, o psiquiatra Viktor Frankl apresentou a felicidade sob a perspectiva da busca de sentido. Ele afirmou que os seres humanos podem encontrar a felicidade ao encontrar propósito, mesmo nas circunstâncias mais adversas, como ele próprio experimentou ao sobreviver ao Holocausto. Ambos apresentam perspectivas diferentes, mas convergentes: o ser humano em busca de propósito inevitavelmente compreende que o único caminho para a felicidade é a busca do amor, unindo perfeitamente essas duas teorias.

Abraham Maslow, psicólogo americano, propôs uma perspectiva interessante ao sugerir a hierarquia das necessidades humanas. Ele argumentou que a autorrealização – o desejo de alcançar todo o potencial e encontrar propósito – é a necessidade humana mais elevada. A felicidade, nesse contexto, seria o resultado de satisfazer as necessidades básicas e avançar para metas mais elevadas de realização pessoal e significado. Já o psicólogo Martin Seligman, pioneiro da psicologia positiva, afirmou que a felicidade é alcançada ao cultivar cinco elementos essenciais, conhecidos como PERMA: emoções positivas (*Positive emotions*), engajamento (*Engagement*), relacionamentos (*Relationships*), significado (*Meaning*) e realização (*Accomplishment*). Seligman defende que uma vida feliz e plena envolve experimentar todos esses componentes em diferentes graus, encontrando equilíbrio e propósito. Assim como Sócrates, Platão, Aristóteles e Frankl, ambos reforçam a ideia de que o preenchimento das necessidades básicas, seguido do autocuidado, amor-próprio e experiências significativas com os relacionamentos, é o caminho para a felicidade.

Friedrich Nietzsche, inspirando-se nos estoicos como Sêneca e Epicteto, apresentou uma visão revolucionária de felicidade, baseada na afirmação radical da vida em todas as suas formas, incluindo o sofrimento, os desafios e as incertezas. Para ele, a felicidade surge da coragem de abraçar e superar as adversidades, aceitando cada evento da vida como parte de um destino inevitável. Nietzsche chamou essa postura de "amor fati", ou amor ao destino, implicando a aceitação da totalidade da existência, com suas dores e alegrias, como fonte de crescimento e transformação. A verdadeira felicidade, segundo ele, não se encontra na ausência de desafios, mas na força de enfrentá-los e transformá-los em oportunidades de autodescoberta e significado. Nietzsche ilumina o sofrimento, as angústias e adversidades como partes essenciais da vida humana. Quem deseja ser feliz não deve acreditar que sua vida será isenta de sofrimento; basta olhar para os exemplos de grandes homens, cujas vidas também foram cercadas de dor e adoecimento, mas que, ainda assim, foram felizes.

Nas tradições cristãs, a felicidade é frequentemente vista como a vivência do sofrimento da carne para alcançar a liberdade do espírito, espelhando a atitude de Cristo, que foi crucificado para perdoar os pecados da humanidade. As promessas, penitências, jejuns e outros rituais são exemplos disso. No entanto, quando entendida de forma radical e irracional, essa busca pelo sofrimento pode levar muitos a aumentar ainda mais a dor, o desamparo e o isolamento já presentes em suas vidas. Outros podem desenvolver um sentimento extremo de culpa e uma repressão absoluta dos prazeres e alegrias corpóreas, levando a sintomas físicos ou mentais – algo que Freud chamou de neurose. Desconheço alguém que tenha feito a diferença na Terra sem utilizar as ferramentas mundanas para superar as adversidades ao longo do caminho. Como veremos ao longo deste livro, a felicidade é a união do cuidado e equilíbrio nas mais diversas esferas. Sem um corpo saudável, não haverá busca pelo conhecimento, tampouco vivência das virtudes humanas. A leveza, o bom humor, a resiliência e o equilíbrio no usufruto dos prazeres corporais são ferramentas que nutrem nosso corpo para que possamos transformar nossa alma em direção ao bem. Claro, a entrega completa aos prazeres da carne nos afastará da felicidade, trazendo doença e sofrimento a curto, médio ou longo prazo. Nesse sentido, embora o conceito de felicidade praticado por alguns cristãos mais ortodoxos tenha extrema relevância, cabe a cada ser humano, em seu processo de autodescobrimento, abrir e fechar portas cuidadosamente em direção à "porta estreita".

Minha opinião, como verá ao longo deste livro, está em consonância com as ideias de todos os pensadores e religiosos apresentados, sem exageros interpretativos. Um exagero interpretativo nos fará seguir apenas por um caminho e nos afastará dos outros, nos aproximando de uma única virtude e nos tornando cegos para as demais, o que atrasará nosso progresso em direção à felicidade. Seria como tentar construir uma casa usando apenas um martelo ou uma furadeira – é possível, mas levará muito mais tempo e sofrimento. Mas será que os estudos científicos do século XXI confirmaram o conhecimento disseminado por esses pensadores e religiosos ao longo da história?

A ciência da Felicidade

O Estudo de Desenvolvimento Adulto de Harvard, mais conhecido como "Estudo de Harvard sobre Felicidade," é um dos estudos mais longos e abrangentes sobre saúde e felicidade humanas. Iniciado em 1938, ele acompanhou a vida de cerca de 700 pessoas ao longo de mais de 80 anos (curiosamente, um dos participantes foi o ex-presidente dos Estados Unidos, John F. Kennedy). O estudo começou com dois grupos principais: um formado por estudantes de Harvard e outro por jovens de bairros menos favorecidos de Boston. Com o passar do tempo, o estudo também incluiu os cônjuges e filhos dos participantes, expandindo assim a compreensão sobre as dinâmicas familiares. Diversos artigos, livros e comentários surgiram desse grande estudo, coordenado pelos professores Robert J. Waldinger, Marc Schulz, George E. Vaillant, e Mike Nevarez.

De maneira resumida, ao ler os materiais oriundos do estudo, o fator mais relacionado com a felicidade foi o relacionamento. É importante ressaltar que, como qualquer outro estudo, este também é limitado por não conseguir avaliar todas as variáveis e fatores que possam influenciar a felicidade, tanto positiva quanto negativamente. Além disso, o Estudo de Harvard não avaliou populações culturalmente diversas, o que poderia modificar os resultados, já que diferentes culturas impactam a felicidade de maneiras variadas. Mesmo assim, este estudo foi extremamente relevante, pois apontou questões cruciais para quem estuda a ciência da felicidade. A seguir, resumimos alguns dos principais achados:

Relações de Qualidade: As pessoas que mantêm relações sociais significativas, seja com cônjuges, familiares ou amigos, tendem a ser mais felizes e viver mais tempo do que aquelas que são socialmente isoladas.

Estabilidade nos Relacionamentos: Relacionamentos saudáveis e estáveis estão associados a um envelhecimento mais saudável, com menos problemas físicos e cognitivos.

Intimidade e Confiança: Ter relações nas quais se pode confiar e compartilhar emoções está ligado a maiores níveis de bem-estar e à proteção contra os efeitos do estresse.

Bem-Estar Emocional e Físico: Pessoas que se sentiam mais amadas e conectadas ao longo da vida apresentavam menor risco de depressão e doenças crônicas.

Não é o Dinheiro: Garantir o mínimo necessário para sustento, segurança e estabilidade é essencial para ser feliz. No entanto, para aqueles que já atingiram essa estabilidade, o estudo mostra que a verdadeira felicidade não está diretamente ligada à riqueza ou ao sucesso profissional, mas sim às conexões humanas.

Outros estudos do mesmo grupo de pesquisadores também revelaram que as pessoas mais felizes não experimentavam alegria e emoções positivas o tempo todo. Elas frequentemente enfrentavam momentos de tristeza e emoções negativas, de intensidades similares com as menos felizes, mas encaravam isso como parte natural da vida. Elas possuíam maior resiliência e entendiam que as dores são inevitáveis, mas que, com autoamor e bons relacionamentos, essas dores se tornam suportáveis e podem ser superadas mais facilmente. Vale lembrar que os relacionamentos – como exercício principal do cuidado – precisam ser cultivados em todas as esferas: consigo, com os outros e com o planeta. Como costumo dizer, o cuidado é a essência da vida, e o amor é a essência do cuidado. Os relacionamentos são um meio eficaz de cuidar uns dos outros, para que os períodos de dor e sofrimento durem o tempo necessário, mas não se tornem eternos ou alimentem novos sofrimentos.

Curiosamente, estudos mais recentes também têm confirmado essas ideias filosóficas sobre uma vida mais feliz. Um grupo de especialistas criou uma ação voluntária sem fins lucrativos chamada Action for Happiness (https://actionforhappiness.org/10-keys), com o objetivo de incentivar um mundo mais feliz e gentil. Esse grupo reuniu as 10 principais atitudes que conduzem a uma vida mais feliz, segundo dados da literatura atual. A seguir, resumimos esses pontos:

1. Fazer coisas pelos outros: Aumentar nossa capacidade de doação fortalece os laços sociais e cria um impacto positivo.

2. Conectar-se com as pessoas ao redor: Fortalecer os relacionamentos proporciona apoio e fortalece a felicidade.

3. Cuidar do corpo: Exercícios físicos promovem saúde e vitalidade.

4. Viver com consciência e atenção: Apreciar os pequenos momentos e estar presente no agora aumenta a satisfação.

5. Continuar aprendendo: Buscar sempre algo novo ajuda a expan-

dir o conhecimento e manter a mente ativa.

6. Estabelecer metas: Definir objetivos dá direção e propósito à vida.

7. Desenvolver resiliência: Ser capaz de se recuperar das adversidades é essencial para uma vida equilibrada.

8. Focar no positivo: Cultivar emoções que tragam alegria e gratidão ajuda a manter uma visão mais otimista.

9. Aceitar-se: Estar confortável consigo mesmo e quem você é promove bem-estar.

10. Encontrar sentido: Fazer parte de algo maior e contribuir para a comunidade traz propósito e realização.

Em resumo, esses elementos reforçam a ideia de que o caminho para uma vida mais feliz envolve o amor nas suas mais diversas formas e a conexão com o próximo. Ame!

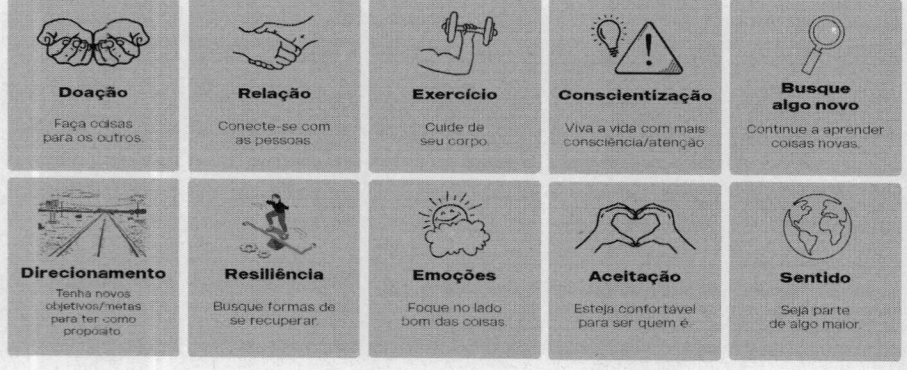

Fonte: https://actionforhappiness.org/10-keys

Todas essas ações estão conectadas com o amor – seja por si mesmo, pelos outros ou pelo planeta e todas as suas criaturas. Não há felicidade real sem um amor profundo. Nos próximos capítulos, buscarei reforçar essas ideias, trazendo exemplos reais (algumas vezes pessoais) e sistematizados, com o objetivo de serem facilmente compreendidos e aplicados por todas as pessoas que verdadeiramente desejam amar e serem felizes.

Parte 2: Autoamor

Primeiro o homem deve elevar sua capacidade de (se) amar para depois criar vínculo com os demais.

Trecho Modificado de Lucia Helena Galvão, Amor segundo Khalil Gibran

Há muita desinformação quando o assunto é autoamor. Livros de autoajuda frequentemente dizem que "você é um espermatozoide vencedor" e que basta "desbloquear sua mente para ser feliz", entre tantas outras afirmações que, se fossem inteiramente verdadeiras, eu mesmo não precisaria estar aqui escrevendo este livro. O "buraco é mais embaixo", como diriam meus conterrâneos. Muitos profetas, filósofos, psicólogos, psiquiatras e pesquisadores têm enfatizado a necessidade de amarmos a nós mesmos antes de verdadeiramente amarmos os outros. Mas será que apenas "desbloquear" a mente nos fará alcançar esse amor? Claro que não. Se fosse assim, não haveria tanto sofrimento, nem tantas teorias diferentes sobre como nos libertar dele.

Jesus, evidenciando essa complexidade, reafirmou a importância do amor-próprio em seus mandamentos, ao dizer: "Amarás ao teu próximo como a ti mesmo" (Mateus 22:37-39). Sempre me perguntei o que significa amar "como a si mesmo" e como isso se assemelha ao primeiro mandamento de amar a Deus sobre todas as coisas. Como o amor é a vivência profunda das virtudes, o autoamor é essa vivência direcionada para dentro, um amor centrípeto. É a base fundamental sem a qual não conseguimos expressar plenamente nossas virtudes para o mundo. Mas como podemos desenvolver esse autoamor? Para facilitar, vou dividi-lo em três aspectos principais – indissociáveis entre si: amar o corpo, amar a mente e amar a alma.

Amando nosso corpo

Amar nosso corpo (soma) é o primeiro passo para um verdadeiro exercício de autoamor. Não podemos ser felizes ou desenvolver plenamente nossas capacidades morais sem uma "máquina" funcionando de maneira equilibrada, capaz de expressar as mais belas virtudes. Existem várias maneiras de cuidar do corpo, mas vou destacar algumas que considero mais importantes.

Alimentação: Falarei mais adiante sobre alimentação, sustentabilidade e o consumo de carne. Porém, aqui, vou enfatizar o que a ciência mostra sobre a melhor dieta para a saúde física e mental. A dieta mediterrânea, amplamente estudada, tem sido associada a melhores resultados, incluindo maior longevidade e menos sintomas de depressão e ansiedade. Essa dieta inclui o consumo de grãos integrais, vegetais, frutas, cogumelos, castanhas, sementes, azeite de oliva extravirgem e peixes. Por outro lado, deve-se evitar o consumo excessivo de carne vermelha e processada, grãos refinados, doces, laticínios com alto teor de gordura e alimentos ultraprocessados, que são extremamente prejudiciais e devem ser consumidos em quantidades mínimas. Alimentos ultraprocessados passam por diversos processos industriais e contêm ingredientes não comuns na culinária caseira, como corantes, conservantes, aromatizantes e emulsificantes. Exemplos incluem refrigerantes, salgadinhos, bolachas recheadas, sorvetes não artesanais, molhos prontos, comidas congeladas, embutidos (salsicha, salame, mortadela), nuggets e cereais matinais açucarados.

Exercício Físico: A literatura atual reconhece amplamente os benefícios do exercício físico para a saúde física e mental. Recomenda-se que as pessoas façam pelo menos 150 minutos semanais de atividade física, divididos em três ou mais sessões. As atividades podem variar entre exercícios de resistência, como musculação, e aeróbicos, como caminhadas ou corridas. O ideal é alternar entre esses tipos para obter um equilíbrio de benefícios. Porém, o mais importante é: escolha uma atividade que você goste. Experimente diferentes modalidades e, se mesmo assim não gostar de nenhuma, faça de qualquer jeito – nem sempre precisamos gostar do que fazemos. Durante as atividades, é importante manter uma intensidade que eleve a frequência cardíaca a pelo menos 50% da máxima esperada para a idade, permitindo uma respiração mais profunda, mas que ainda permita uma conversa breve. Estudos indicam que a prática regular de exercício melhora a capacidade cardiovascular, reduz a mortalidade e contribui para a redução do estresse, da ansiedade, dos sintomas depressivos e para a prevenção do Alzheimer. O exercício físico não deve ser visto como secundário, mas sim como PRIORIDADE no autocuidado. A seguir, colocarei uma tabela com as frequências cardíacas esperadas durante o exercício, de acordo com a idade, baseada em uma tabela da University of Iowa, nos Estados Unidos.

Idade	Frequência Cardíaca (FC) Esperada no Exercício (50-85% da FC Máxima) *em batimentos por minuto
20	100-170
30	95-162
35	93-157
40	90-153
45	88-149
50	85-145
55	83-140
60	80-136
65	78-132
70	75-128
75	73-123
80	70-119

85	68-113
90	65-111

Tratamento Médico e Uso de Suplementos: Aqui encontramos dois extremos. Há quem acredite que todo medicamento é prejudicial à saúde, enquanto outros acreditam que a saúde depende de uma infinidade de cápsulas de vitaminas e minerais. Como se pode imaginar, nenhum desses extremos é verdadeiramente saudável. A saúde está no equilíbrio. Atualmente, há uma onda crescente, especialmente promovida pela indústria norte-americana, que defende a ideia de que a fórmula para a saúde e longevidade reside no uso de suplementos alimentares caros. Quando utilizados em excesso, porém, esses suplementos podem ser extremamente prejudiciais. O uso equilibrado e bem indicado é, sem dúvida, necessário, mas o uso indiscriminado pode gerar sérios problemas. O mesmo vale para os medicamentos, especialmente os psiquiátricos. Muitos acreditam que eles viciam, alteram a personalidade ou "fazem mal". Embora esses efeitos possam ocorrer quando os medicamentos são mal utilizados, é importante lembrar que qualquer substância, natural ou não, pode ser prejudicial se usada de maneira inadequada. No entanto, o uso correto e controlado desses medicamentos pode ser essencial para ajudar o cérebro em sofrimento a recuperar sua saúde e restabelecer a capacidade de amar de quem enfrenta transtornos ou sofrimento mental. Exploraremos mais sobre saúde mental e seu tratamento em um capítulo específico.

Sono: Cuidar do sono é outro pilar fundamental que deve ser considerado uma prioridade. Não basta saber o quanto de sono precisamos para descansar, é crucial entender que quantidade não significa qualidade. A higiene do sono, nesse sentido, é um aspecto vital de um estilo de vida saudável. Manter um horário regular para dormir e acordar, garantir que o ambiente de sono seja confortável e reduzir a exposição a luzes de telas eletrônicas antes de dormir são práticas recomendadas para melhorar a qualidade do sono. Para a maioria das pessoas, embora existam exceções, o tempo médio de sono adequado varia entre 7 e 9 horas diárias. Limitar o consumo de cafeína (até 8 horas antes de dormir) e de álcool (até 3 horas antes de deitar-se) também é importante, pois ambos podem prejudicar a qualidade do sono. Uma boa estratégia para lidar com preocupações que interferem no sono é manter um diário. Nele, você pode anotar as preocupações do dia seguinte, revisar sua agenda e planejar soluções para eventuais problemas. Isso ajuda a aliviar a ansiedade noturna. Outro ponto importante é evitar ficar deitado na cama por longos períodos sem conseguir dormir; só vá para a cama quando realmente estiver com sono.

<u>Uso de Álcool, Tabaco e outras Substâncias</u>: O uso de substâncias é muitas vezes motivado por diferentes razões, seja para fins recreativos ou para aliviar sofrimentos mentais, como ansiedade, transtorno do déficit de atenção e hiperatividade (TDAH), depressão, fobia social, entre outros. Embora haja consenso sobre a necessidade de evitar completamente algumas substâncias, há muita controvérsia em relação ao uso de outras, como a cannabis, o álcool e certas drogas alucinógenas. É importante destacar que algumas dessas substâncias podem ser utilizadas de forma terapêutica, controlada e benigna – como é o caso dos derivados de cannabis, cetamina e psilocibina. No entanto, quando falamos de uso recreativo, não vamos discutir aqui as quantidades seguras ou os critérios de abuso e dependência, pois existem manuais específicos para isso. O que vale ressaltar é que o uso de qualquer substância com o intuito de aliviar dor emocional, sofrimento mental ou obter uma alegria passageira aumentará a dor e a desesperança e nos afastará do caminho da verdadeira felicidade. Além disso, algumas substâncias podem aumentar a impulsividade, aumentando a chance de tomarmos decisões que impactem negativamente nosso futuro, nossas relações e, em última análise, nossa saúde mental. Isso prejudica profundamente o próximo passo no caminho do autoamor: o amor à nossa mente.

Amando nossa mente

Quando pensamos em amar e cuidar de nossa mente, logo nos vem à mente o autoconhecimento. Conhecer a si mesmo é, sem dúvida, um passo essencial para a nossa felicidade. Grandes filósofos já enfatizavam isso, como na famosa inscrição na entrada do Templo de Delfos, construído em homenagem ao deus Apolo: "Conhece-te a ti mesmo e conhecerás os deuses e o universo." Santo Agostinho, em uma de suas passagens, conta que todas as noites, ao deitar-se, refletia sobre o seu dia e sobre o que poderia ter feito de melhor, aprendendo constantemente com seus erros e faltas. Gibran, em um poema do livro *O Profeta*, também aborda essa mesma necessidade de autoconhecimento.

Em silêncio seu coração conhece os segredos dos dias e das noites.
Mas seus ouvidos anseiam pelo som daquilo que seu coração sente.
Assim saberiam em palavras o que sempre souberam em pensamento. Assim tocariam com os dedos o corpo nu de seus olhos.

E é bom que seja assim.
A nascente oculta de sua alma deve brotar
e correr murmurante para o mar;
E dessa forma o tesouro de sua infinita
profundeza seria aos olhos revelado.
Mas não tentem usar uma balança
para pesar seus tesouros desconhecidos;
E não tentem explorar as profundezas
de seu conhecimento com um bastão ou uma linha;
Pois o eu é um mar sem limite e sem medida.

Não digam: "Encontrei a verdade", e sim:
"Encontrei uma das verdades".

> Não digam "Encontrei o caminho da alma".
> E sim: "Encontrei a alma andando pelo caminho".
> Pois a alma anda por todos os caminhos.
> A alma não anda em linha reta, tampouco cresce como a cana.
> A alma abre-se em camadas, como uma flor
> de lótus com inúmeras pétalas.
>
> *Khalil Gibran, O Profeta*

O autoconhecimento deve ter como meta uma autoanálise profunda, capaz de nos permitir enxergar exatamente como somos – nem mais, nem menos. Isso parece simples, mas é de uma dificuldade imensa. Tendemos a nos ver em extremos. De um lado, existem os narcisistas, nome vindo do mito de Narciso – aquele que, de tanto se amar, morreu de inanição, já que sua única fonte de alimento era o amor-próprio. Do outro lado, estão aqueles que se culpam por tudo, se sentem ameaçados por todos e nunca dizem "não", sempre se colocando na subserviência das mais diversas tarefas. Para eles, a autoestima é tão baixa que sentem que não merecem protagonismo em nada, nem mesmo na própria saúde mental. Os primeiros não buscam ajuda psiquiátrica ou psicológica porque "não precisam"; os segundos, porque "não merecem".

Há quem diga que, para se autoconhecer, é necessária apenas e obrigatoriamente uma psicoterapia semanal, às vezes mais de uma vez por semana, com um profissional caro e renomado, e que esse processo nunca pode ser interrompido. Inclusive, existe uma crença tácita de que "se eu não tenho dinheiro para terapia agora, então não posso me aperfeiçoar e devo deixar para depois". Se isso fosse absoluta verdade, o que dizer das pessoas que viveram antes do advento das psicoterapias psicodinâmicas, especialmente antes da primeira obra de Sigmund Freud em 1900? Será que essas pessoas não tinham condições de se conhecerem melhor e, portanto, nunca poderiam amar e ser felizes?

Essa ideia soa absurda, mas é uma crença que ainda persiste em muitos de nós. Isso, claro, para aqueles que já passaram da fase de acharem que terapia é coisa "de louco". Se você ainda está nesse grupo, sinta-se acolhido, mas talvez seja a hora de aceitar um pouco melhor sua própria "loucura". Sem essa aceitação, dificilmente haverá espaço para amar e ser feliz. Mas retomemos a questão da necessidade absoluta de psicoterapia para o autoconhecimento. Como já mencionado, essa afirmação é falsa por vários motivos e foi fortemente influenciada pelas tradições ocidentais, especialmente europeias.

As psicoterapias, especialmente as baseadas em evidências científicas robustas, são instrumentos valiosos para o autoconhecimento e, indiscutivelmente, para tratar diversos transtornos mentais. Contudo, falando do processo de autoconhecimento, também podemos nos conhecer melhor por meio de estados meditativos, conversas profundas com amigos e familiares, trocas honestas com nossos cônjuges, reflexões diárias após o trabalho, críticas de amigos ou até inimigos, e também através de momentos tristes após alguns fracassos. Ensinamentos e vivências religiosas ou espirituais são igualmente formas valiosas de nos entendermos melhor. O que realmente importa é estarmos dispostos e de coração aberto para romper antigas algemas, mesmo que com algum nível de dor e sofrimento, e criar novas conexões com o que desejamos no presente. Esse processo é dinâmico e requer aceitação contínua, sem acomodação. Aceitamos nosso estado atual, mas não nos acomodamos nele – seguimos em frente a cada dia. E quando achamos que já nos conhecemos o suficiente, devemos restabelecer o processo mais uma vez, para evitar a armadilha da estagnação.

Outra forma de amar nossa mente é encarar nossas dificuldades e erros com mais leveza e bom-humor. Enfrentar desafios com bom-humor torna o processo de autoconhecimento e de resiliência menos doloroso, além de nos ajudar a aumentar a tolerância com as faltas e erros alheios, nos tornando mais indulgentes com nossos próprios desafios e com os das pessoas ao nosso redor. O bom-humor não significa que deixaremos de levar nossos erros a sério ou de buscar reparação, mas nos ajuda a evitar a prisão da culpa, gerando um fluxo contínuo de crescimento e reparação. Contudo, se estivermos utilizando um falso bom-humor, frequentemente expresso por meio de ironia, é sinal de que estamos expondo traços narcísicos e egocêntricos, algo que abordaremos mais adiante. Amar a nossa mente é indispensável para seguir ao próximo passo, amar a nossa alma.

Amando nossa alma

O autoconhecimento não pode nos levar a nos tornarmos mais egoístas ou egocentrados. Se isso acontece, é porque não completamos o terceiro passo – amar a nossa alma. Esse é um conceito absolutamente abstrato e latente, ou seja, não é mensurável. Eu acredito que amar a nossa alma é ser capaz de responder à pergunta: *autoconhecer-se* para quê?

Se amarmos verdadeiramente nossa alma, seremos capazes de responder (mesmo após alguns minutos e dores de cabeça) que o único motivo para nos conhecermos melhor é ampliarmos nossa capacidade de amar e, assim, sermos mais felizes. Ou, de forma inversa, o único motivo para nos conhecermos melhor é sermos mais felizes e, consequentemente, ampliarmos nossa capacidade de amar. Interessante, não? Esse axioma nos mostra a interdependência entre o amor e a felicidade.

Jesus, ao nos alertar sobre a necessidade de nos conhecermos melhor, com o objetivo principal de transformar nossa própria visão (e não a dos outros), disse:

> A candeia do corpo são os olhos; de sorte que, se os teus olhos forem bons, todo teu corpo terá luz; se, porém, os teus olhos forem maus, o teu corpo será tenebroso. Se, portanto, a luz que em ti há são trevas, quão grandes são tais trevas!
>
> *Mateus 6:22-24*

Se analisarmos todas as culturas ao longo da história, sempre encontraremos o reconhecimento de virtudes comuns entre os homens. Mesmo com comportamentos distintos, que, inicialmente, podem nos parecer imorais, há uma demanda e uma expectativa por uma moralidade compartilhada entre as pessoas daquele determinado local. Não estou afirmando que todos os comportamentos são morais – porque não são – mas que existe uma exigência social e uma valorização de um comportamento moral entre os indivíduos.

Falaremos mais sobre isso em um capítulo oportuno, mas de maneira resumida, vejo essa necessidade de moralidade por diversos motivos. Seja almejando uma moralidade enraizada no mundo das ideias – no plano espiritual (Platão, 428/427-348-347 a.C.), ou uma moralidade voltada para o mundo social e comunitário (Aristóteles, 384-322 a.C.), ou ainda uma moralidade que possa se tornar uma lei universal (Immanuel Kant, 1724-1804), ou mesmo a moralidade utilitarista, que busca maximizar a felicidade e minimizar a dor (John Stuart Mill, 1806-1873). Independentemente da forma de enxergar o mundo e a moralidade, ela sempre será o guia do comportamento humano. Se fecharmos nossos olhos e pensarmos no tipo de mundo que queremos para nossos filhos e entes queridos, a resposta será clara, até para os maiores criminosos: todos desejam um mundo melhor, com mais amor, mais moralidade, e mais possibilidades de sermos felizes.

Portanto, amar nossa alma significa amar nossa "essência espiritual", aquilo que, de forma modificada, podemos chamar de Self – conceito trazido por Carl Gustav Jung. Amando essa essência, seremos capazes de atravessar todos os estágios do autoamor com muito mais coragem e leveza. Sabemos que não será fácil passar pelos processos de amar nosso corpo e nossa mente. Como Khalil Gibran aponta, é um processo doloroso, contínuo, cíclico e muitas vezes interminável. Acreditar que um dia seremos perfeitos é desconhecer nossas limitações como seres humanos. Nossa capacidade de compreender a verdade é limitada, e acredito que seja muito pequena. Amar nossa alma – nossa essência – nos permitirá continuar no caminho do amor com muito mais possibilidades de sermos felizes.

Os dois opostos: a culpa e o narcisismo como entraves para o autoamor

A culpa, um sentimento que muitas vezes surge da percepção de um erro ou falha em cumprir expectativas próprias ou alheias, ou pelo medo (real ou imaginado) de ter causado mal a alguém ou a si mesmo, pode ser um obstáculo significativo para o desenvolvimento do autoamor. Quando excessiva ou mal direcionada, a culpa pode levar à autocrítica paralisante e a um ciclo de autocondenação, aumentando, inclusive, o surgimento de diversos transtornos físicos e mentais. Não digo aqui sobre o arrependimento, que é um sentimento virtuoso e importantíssimo para nosso crescimento pessoal. Indivíduos que sofrem de culpa profunda tendem a focar exclusivamente em suas falhas e erros, desconsiderando suas qualidades e conquistas, numa tentativa frustrada de mudar o passado. A pessoa culpada não consegue, de maneira humilde e amorosa, entender que a vida é um processo contínuo de aprendizado, e que se prender ao "outono" impede que veja a beleza das flores que surgirão na "primavera". Essa visão distorcida de si mesma dificulta a aceitação de seu próprio valor, tornando-a incapaz de praticar a autoindulgência e a autocompaixão, o que impede o fluxo contínuo de reparo e aperfeiçoamento na vida.

No extremo oposto, o narcisismo também pode ser um grande entrave para o autoamor. O narcisismo envolve um foco excessivo em si mesmo, uma preocupação exagerada com a própria imagem e a incapacidade de reconhecer as necessidades dos outros. Indivíduos com traços narcisistas acentuados frequentemente exageram suas virtudes e negligenciam suas imperfeições, desenvolvendo uma visão inflada de suas realizações. Esse foco egocêntrico cria barreiras para relacionamentos autênticos e para a verdadeira autorreflexão, resultando em um amor-próprio distorcido, que não está baseado na aceitação genuína de quem realmente são. Muitas vezes, esses indivíduos podem até simular culpa, mas ela é muito mais externa do que interna, geralmente com o intuito de preservar uma imagem irreal (e perfeita) de si mesmos, que desmorona ao menor sinal de ameaça ao seu status social.

Ambos os extremos – a culpa e o narcisismo – apresentam desafios únicos para o desenvolvimento de um autoamor saudável. Enquanto a culpa excessiva impede a pessoa de reconhecer seu valor, o narcisismo bloqueia a verdadeira autoaceitação, criando uma ilusão de superioridade. O caminho para o autoamor reside no equilíbrio entre reconhecer as falhas sem se punir indevidamente e valorizar as virtudes sem se perder em um foco egocêntrico. O autoconhecimento e a autocompaixão são fundamentais para navegar entre esses extremos e encontrar uma abordagem genuína de amar a si mesmo.

Outro ponto importante, que será tratado no próximo capítulo, é a vivência do amor romântico. Muitas vezes, o relacionamento com um parceiro ou parceira pode ser um caminho potente para nos auxiliar a ver quem realmente somos – nem mais, nem menos – e assim trilharmos nosso próprio caminho e governarmos nossas consciências, uma estrada central para uma vida feliz.

Conclusão

O autoamor, como vimos ao longo deste capítulo, é um conceito repleto de camadas e implicações profundas. Diferente do que muitas vezes é retratado em mídias superficiais, não se trata apenas de um estado de bem-estar momentâneo ou de afirmações positivas superficiais. O verdadeiro autoamor é um compromisso duradouro com o desenvolvimento integral do ser, abarcando corpo, mente e alma de maneira compassiva e respeitosa.

Cuidar do corpo não é apenas uma questão de estética ou saúde física, mas um pilar fundamental para que todas as outras estruturas do ser humano funcionem harmoniosamente. Uma alimentação equilibrada, exercícios regulares, sono reparador e o adequado tratamento médico não são apenas atos de manutenção, mas de profundo respeito e amor-próprio. Cada escolha que fazemos em relação ao nosso corpo reflete nosso compromisso com nossa própria vida.

Avançando para a mente, o autoamor se manifesta na busca constante pelo autoconhecimento. Essa busca não é um luxo ou capricho, mas uma necessidade intrínseca para quem deseja viver de maneira autêntica e plena. O autoconhecimento nos permite entender nossos processos internos e emoções, além de desenvolver uma relação mais compassiva e tolerante com nossas falhas e limitações. Embora seja um processo muitas vezes doloroso e complexo, ele é essencial para a manutenção da nossa saúde mental e para o nosso crescimento emocional.

Por fim, amar a nossa alma talvez seja o aspecto mais abstrato, mas também o mais crucial do autoamor. Amar a alma é reconhecer uma parte de nós que é intocável pelas vicissitudes da vida, uma essência pura que busca a verdade, a beleza e o bem. É nesse espaço sagrado que encontramos força para enfrentar adversidades e inspiração para contribuir positivamente para o mundo. Concluir que o autoamor é o fundamento para uma existência rica e significativa não é exagero. Trata-se de uma compreensão que alinha a sabedoria ancestral às descobertas contemporâneas da psicologia e da saúde integral. Ao cultivarmos o amor por nós mesmos em todas as suas dimensões, não estamos apenas melhorando nossas próprias vidas, mas também influenciando positivamente as gerações futuras e o ambiente ao nosso redor. É um trabalho árduo e contínuo, mas essencial para nossa busca por amar e ser feliz.

Parte 3: Amor Eros

Ninguém pode escolher a quem se ama é o amor quem lhe escolhe e diz: Vá lá! Não existe uma regra certa pra se amar, Deus escreve e dirige toda trama; um roteiro escrito com comédia e drama e ninguém sabe como o filme vai findar. Não se avexe, deixe o amor lhe carregar pois se existe um fato que eu acredito: é que na vida todo amor é bonito, feio mesmo, é viver e não amar!

Braulio Bessa

O pesquisador Tim Lomas, especialista em psicologia positiva – uma linha da chamada "terceira onda" da psicologia que considera o desenvolvimento dos afetos e emoções positivas, em contraste com a abordagem tradicional focada nas memórias e emoções negativas – descreve em seus escritos 14 formas distintas pelas quais a linguagem humana, ao longo dos séculos, definiu a palavra amor. O primeiro estágio desse conceito de amor, ainda assim uma forma legítima de amor, é o amor Eros, que, segundo a perspectiva grega, é um amor voltado a um objeto, seja algo ou alguém. Neste capítulo, usaremos amor Eros como sinônimo de amor romântico, principalmente para facilitar o entendimento. No entanto, antes de seguir, é necessário abordar algumas questões sobre o amor objetal, que pode gerar certa resistência em algumas pessoas.

É compreensível que o amor objetal seja visto por alguns como algo negativo. Muitas vezes, ele é confundido com o egoísmo. Porém, gostaria de enfatizar exatamente o oposto. Amor é sempre amor, independentemente da forma de sua expressão. O amor, como virtude em si e como fim em si mesmo, manifesta-se até mesmo nos sentimentos que nutrimos pelos objetos mais simples. Quem aqui nunca amou aquele presente modesto, mas repleto de carinho, dado por alguém querido? Quem nunca amou o perfume que nos faz lembrar da pessoa amada? Ou quem nunca se apegou a um presente que nos oferecemos após muito tempo de esforço? E o que dizer daqueles objetos herdados de nossos antepassados, cujo valor sentimental supera qualquer valor monetário?

Amar significa respeitar, contemplar e cuidar dos objetos, sem ferir seu valor sentimental ou financeiro, reconhecendo suas particularidades e significados. Um pai que não ensina seu filho a valorizar seus pertences e conquistas, ou a reconhecer o esforço envolvido na obtenção desses itens, acaba formando pessoas extremamente utilitaristas. Essas pessoas tendem a tratar os outros da mesma forma que tratam os objetos: como meios para alcançar um fim, e não como fins em si mesmos. A educação do respeito, do cuidado e da valorização deve começar com as coisas mais simples e se estender às mais complexas. Quem não valoriza algo visível dificilmente valorizará o imaterial, como os sentimentos ou a espiritualidade. Amor é amor, simples assim.

Porém, aqui começam a surgir alguns problemas relacionados ao amor Eros, que são vivenciados intensamente nos dias atuais. O amor objetal, por sua própria natureza, necessita de variedade, multiplicidade e reconhecimento. Ele é uma forma extremamente importante de amor, mas deve ser apenas uma peça, e não a peça final, do quebra-cabeça do amor. Muitas pessoas acabam parando nessa forma de amar, e, se o fizerem, nunca encontrarão a felicidade plena. Isso ocorre porque elas tratam tudo e todos como objetos ou meios para alcançar um fim. Ao se entregar inteiramente a essa forma de amor, esgotam-se rapidamente. Isso gera fadiga, cansaço emocional, tristeza e, sobretudo, perda de sentido na vida. Lembro-me de um grande amigo, uma pessoa muito íntegra, que acumulou uma fortuna e me confidenciou: "Todas as pessoas sonham em chegar aonde cheguei, mas não me escutam gritar para que não percorram este caminho, pois ele não vale a pena." Ele não está fazendo apologia à pobreza, tampouco criminalizando as conquistas materiais, que são justas e honestas quando obtidas pelo esforço pessoal, e podem servir como meios valiosos de ajuda à coletividade. Ele nos atenta às pessoas que se tornam escravas da materialidade, pois, se assim for, nunca conseguirão avançar para o próximo estágio do amor.

O amor Eros também pode ser entendido como o amor passional, aquele amor direcionado à pessoa amada. Na filosofia antiga, Eros representa a paixão e o desejo. Platão, em O Banquete, descreve Eros como uma força poderosa que busca a beleza e a perfeição, levando os amantes a um estado de êxtase e inspiração. Para Platão, o amor Eros não se limita à atração física; é também uma busca pela verdade e pelo crescimento pessoal por meio da conexão com o outro. O filósofo sugere que o verdadeiro amor é uma forma de ascensão espiritual, onde os amantes se ajudam mutuamente a alcançar um nível mais elevado de entendimento e realização.

Dentro da epistemologia platônica, o amor Eros pode ser dividido em três estágios: somático, psíquico e noético, uma divisão amplamente discutida e estudada pela Profa. Lúcia Helena Galvão. Essa divisão é importante para compreendermos a complexidade do amor, sua evolução e o motivo de tantos rompimentos nos dias atuais. O amor somático é o primeiro estágio – aquele físico, passional e carnal. Novamente, não devemos enganar-nos pensando que esse amor é fruto de egoísmo e, portanto, negá-lo. Ele é importante e útil, pois é por meio dele que damos vida a outros seres humanos. Contudo, o amor somático é o mais próximo do amor objetal e, como tal, compartilha dos mesmos problemas. O amor somático esgota-se rapidamente quando não se expande para outras formas de amor. Nesse sentido, ele precisa de variedade e multiplicidade de parceiros, já que o outro se torna apenas um objeto para satisfazer o desejo. Dessa forma, do excessivo apego ao amor somático surgem as traições, os relacionamentos abusivos e os desrespeitos dos mais diversos níveis.

O desrespeito é uma forma grave de invalidação e está associado a muitos dos problemas enfrentados pelos casais, sendo provavelmente a fonte primária das demais dificuldades, as quais discutiremos mais adiante. Respeitar o parceiro significa reconhecer suas necessidades, desejos e sentimentos como válidos e importantes. Quando o respeito está ausente, o relacionamento se desgasta, gerando conflitos constantes e insatisfação mútua. Tudo isso começa com a falta de autoamor, pela confusão entre autoamor, orgulho e egoísmo, e pela necessidade constante de satisfazer desejos e necessidades infantis.

Na relação conjugal, deve haver um equilíbrio entre dar e receber, onde um não deve sempre dar mais que o outro. Essa desarmonia geralmente começa no início do relacionamento, com uma importante falta de diálogo, evolui para o desrespeito (quando um dos parceiros constantemente nega suas próprias vontades para satisfazer as do outro) e, eventualmente, resulta em relacionamentos abusivos. As estatísticas sobre abuso em relacionamentos são alarmantes. Relacionamentos abusivos podem ser emocionais, físicos ou psicológicos, e muitas vezes envolvem manipulação e controle. Existem diversas formas conhecidas de abuso nas relações, que vou definir a seguir:

Gaslighting: quando o abusador faz a vítima questionar suas próprias crenças e valores;

- Projeção: quando o abusador culpa a vítima do próprio comportamento;
- Triangulação: trazer pessoas para próximo que concordam passivamente com o pensamento ou o comportamento do abusador;
- Afastar da sua vida as pessoas que ama controlar seu dinheiro.
- "Name-calling": criticar repetidamente as palavras e atos;
- Generalizações: tentar fazer sua atitude parecer normal, ex. "todos fazem isso, é normal", "meu ciúme é positivo";

- "Love bombing": Manifestações extremas de amor, afeto, atenção e presentes, muitas vezes após uma briga ou conflito;
- Conhecer profundamente seus medos e saber brincar com suas inseguranças;
- Tratamento do silêncio: quando o abusador quer punir a outra pessoa e fazê-la sentir culpada;
- Comportamento passivo-agressivo: capacidade de criticar e punir sutilmente;
- Ameaças sutis: por exemplo, "vou te deixar sem nada", "conheço muita gente poderosa", "tenho armas";
- Uso de "guilt-trips": quando o abusador te manipula pelos seus sentimentos, o fazendo sentir-se culpado. Por exemplo, "se você me deixar vou me matar, me ferir, me cortar";
- Usar da força e das ameaças verbais formais.

Um outro ponto importante e consequência inevitável do desrespeito e abuso é a traição. A infidelidade é uma das causas mais devastadoras de rupturas em relacionamentos e, frequentemente, é perpetrada pelo abusador. Segundo estatísticas publicadas pelo World Population Review, cerca de 57% dos brasileiros já traíram sexualmente seus parceiros em algum momento, sendo esse número superado apenas por tailandeses (61%), ingleses (66%), alemães (68%) e americanos (71%). Não estamos falando aqui de relacionamentos abertos, nos quais, apesar da valorização excessiva do amor somático, há uma cumplicidade e acordo mútuo em relação às relações extraconjugais. Refiro-me às traições em que uma pessoa se envolve em outra relação somática ou psíquica sem o consentimento do parceiro.

Jesus, em uma de suas passagens, nos alertou que "quem olhar para uma mulher com cobiça, já cometeu adultério com ela no seu coração" (Mateus 5:28), ampliando nosso entendimento de traição e adultério.

Esse conceito nos faz perceber que az infidelidade não se restringe apenas ao ato sexual, mas também se manifesta no desrespeito e abuso emocional, começando muitas vezes com pensamentos e intenções. A lógica nos mostra que o adultério pode ser entendido como uma consequência da ausência de respeito e da deterioração do relacionamento, mesmo que o ato físico não tenha ocorrido.

Entretanto, sabemos que, enquanto estivermos fortemente presos ao primeiro estágio do amor Eros (somático), seremos vulneráveis a essas dificuldades e desafios. Isso não significa que comportamentos abusivos sejam aceitáveis ou justificáveis, mas que inseguranças e atitudes desrespeitosas podem surgir em diferentes contextos, sejam nas relações amorosas, de amizade ou familiares. O problema reside em não parar para refletir e observar essas atitudes, mudando a rota quando necessário, reconhecendo os erros e abrindo um diálogo amoroso com o parceiro. Consequentemente, por muitas vezes, a separação é necessária para evitar que o relacionamento continue a prejudicar a saúde mental de ambos.

Para que haja uma mudança verdadeira no relacionamento, e para que o diálogo seja construtivo, o casal precisa transcender o amor somático e avançar para o amor psíquico. O amor psíquico é o segundo estágio do amor Eros e é fundamental para o desenvolvimento saudável de qualquer relacionamento. Ele se baseia em interesses semelhantes, sonhos compartilhados e estilos de vida compatíveis – ou seja, nas afinidades entre os parceiros. Esse tipo de amor é mais sofisticado que o amor somático, pois já considera aspectos mais abstratos e profundos como formas de conexão. É também um passo crucial para a construção de um amor romântico duradouro, já que, sem semelhanças psíquicas, não há como construir um diálogo construtivo, saudável e harmonioso.

Porém, o amor psíquico é extremamente vulnerável a três aspectos: transferência, idealização e insustentabilidade ao longo do tempo. A transferência ocorre quando projetamos no outro nossos próprios gostos, desejos, ambições e valores, acreditando que a outra pessoa desejará e gostará para sempre das mesmas coisas que nós. No entanto, sabemos que isso não é real. Como resultado, para evitar perder o amor baseado nessas afinidades psíquicas, frequentemente tentamos controlar o outro, com medo de que as semelhanças sejam transitórias. Esse comportamento desgasta o relacionamento, tornando-o exaustivo e insatisfatório.

A idealização também é um fator importante. Criamos uma imagem de "amor perfeito" ou "alma gêmea" baseada em nossas idealizações físicas e, principalmente, psíquicas. Procuramos alguém que se encaixe em todas as nossas expectativas: que seja divertido, mas sério quando necessário; extrovertido, mas com traços de introversão; que saiba aproveitar a vida, mas também seja workaholic e bem-sucedido. Ou seja, buscamos um ideal que, na prática, nunca encontraremos. Isso leva à adaptação forçada e a esforços constantes para moldar a relação de acordo com essas fantasias, o que resulta em frustração, aumento do egocentrismo e, muitas vezes, relações superficiais, insustentáveis e decepcionantes.

Quando me refiro à insustentabilidade ao longo do tempo, refiro-me às inevitáveis mudanças que todos enfrentamos com o passar dos anos. Pense em você mesmo há 10, 5, ou até 1 ano atrás – seus gostos, crenças e pensamentos provavelmente mudaram consideravelmente. E isso é parte da beleza da evolução humana. No entanto, se a última esfera do amor Eros for o amor psíquico, há o risco de que as afinidades diminuam ao longo do tempo, os interesses se distanciem, e a relação se torne fria e sem troca. Muitas vezes, o relacionamento se sustenta apenas pela presença de filhos ou familiares. Para evitar que isso aconteça, é essencial que o amor romântico avance para a próxima esfera: o amor noético (Nous).

O amor Noético é o amor que nasce da partilha de valores e virtudes comuns, representando o estágio mais elevado do amor Eros. Ele tem origem no campo espiritual, e não no material, o que o torna algo imutável, inegociável, mesmo diante das maiores dificuldades e turbulências. Enquanto respeita a existência dos amores somático e psíquico, não é refém deles. Sua finalidade transcende o indivíduo, almejando um mundo com mais amor e justiça, e entende que essa transformação deve começar internamente, refletindo-se nas relações mais próximas. Este tipo de amor também envolve um profundo respeito pelas próprias limitações e pelas do parceiro, sabendo estabelecer limites saudáveis para preservar o bem-estar individual e coletivo. O amor Noético valoriza os pontos fortes do outro, estimula o crescimento mútuo, e é indulgente e altruísta, aceitando que a perfeição está fora do alcance, mas que o esforço contínuo para ser melhor do que ontem é o caminho certo. Nesse processo, ambos os parceiros se tornam companheiros de jornada, bebendo "do mesmo cálice" e fortalecendo a coragem necessária para enfrentar, juntos, os desafios da vida.

O amor Eros, sob essas perspectivas, é uma força rica e multifacetada. Ele nos convida a ir além de nós mesmos, a nos conectar profundamente com o outro, e a encontrar novas formas de crescer e evoluir. Ele está profundamente ligado ao nosso desejo de felicidade e à trilha que seguimos em busca dessa plenitude. Como mencionamos, essa trilha é a harmonia da alma com seu propósito essencial: a capacidade de amar em todas as direções. Desenvolver o amor Noético, para aqueles que escolhem vivenciar o amor romântico, é fundamental para cultivar a felicidade. Esse tipo de amor permite compartilhar a vida espiritual e moral com outro ser humano, tornando a jornada mais leve, suave e, por vezes, até divertida.

É importante reforçar que o desenvolvimento do amor Noético é essencial "para aqueles que escolheram vivenciar o amor romântico". No entanto, essa é a única forma de amor que não considero fundamental para a busca da felicidade. Muitas pessoas optam por não experimentar o amor romântico, dedicando-se, por exemplo, ao amor Philia (amizade) ou ao amor Ágape (amor incondicional). Exemplos como Madre Teresa de Calcutá, Chico Xavier, Mahatma Gandhi, Clara Barton e Albert Schweitzer demonstram que é possível seguir o caminho da felicidade sem vivenciar o amor Eros, e ainda assim ter uma vida profundamente significativa.

Entretanto, essa não é a regra para todos que não vivenciam o amor Eros. Muitas vezes, são pessoas que carregam feridas e traumas de relacionamentos passados, ou que permanecem nos estágios somático ou psíquico do amor sem conseguir evoluir para o amor Noético. Como esses estágios se desgastam com o tempo, tornam-se insuficientes para sustentar uma relação saudável e duradoura. A realidade é que ninguém mantém a aparência física para sempre, nem os mesmos gostos ou preferências ao longo da vida. Viver a dois exige tempo, paciência, indulgência e resignação. E, muitas vezes, exige também o sacrifício de certos desejos em nome de um objetivo maior: o fortalecimento das virtudes e dos propósitos que ambos compartilham.

A despeito da perda de popularidade recente, algo que vejo com bastante preocupação, a vivência da monogamia historicamente nos permitiu enfrentar nossas fraquezas de maneira mais profunda e, assim, ampliar nossas sombras ao ponto de a prática da individuação – ou seja, o processo de transformação pessoal – se tornar inevitável. Em minha opinião, homens e mulheres têm uma tendência natural à ociosidade e à inércia, e, por isso, precisamos de "espelhos" que ampliem nossa autopercepção e incentivem o aprimoramento pessoal. Muitos fogem da monogamia por estarem excessivamente fixados no amor somático; outros se apaixonam por novas psiques constantemente; alguns negam valores religiosos, e outros ainda evitam a dor de encarar suas próprias fraquezas, que muitas vezes só se revelam no contexto da vida conjugal. A monogamia saudável, no entanto, só pode ser pensada dentro do cultivo do amor Noético, onde ambos os parceiros buscam um relacionamento baseado em valores e virtudes mais elevados.

Outro ponto importante a ressaltar é que, em alguns momentos da vivência do amor romântico, a separação e o divórcio podem se tornar inevitáveis. Assim como discutido anteriormente, isso pode ocorrer por diversos motivos: um apego excessivo ao amor somático, que leva a traições e à busca por vivências poligâmicas; ou mesmo relações abusivas. Em outros casos, pode ocorrer devido ao foco exagerado no amor psíquico, resultando na transformação do relacionamento em uma mera "amizade", perdendo-se a conexão romântica com o passar do tempo. Em ambas as situações, é essencial que o casal realize constantes reavaliações e mantenha o diálogo aberto. Quando uma das partes se apega a um aspecto do amor e não deseja evoluir para o amor Noético, a separação pode ser a melhor alternativa, permitindo que ambos continuem sua jornada de crescimento em direção ao amor e à felicidade.

Em todos os aspectos, o objetivo final deve ser o amor. Permanecer em um relacionamento abusivo e gerador de sofrimento emocional apenas nos aprisiona em nossas próprias sombras, obscurecendo nossa luz e resultando em desesperança, dor emocional, depressão e, em alguns casos, até suicídio. Se você se percebe em uma situação assim e não consegue sair, peça ajuda. Se você é a causa do sofrimento de alguém e não é capaz de seguir o caminho do amor Noético, o mais honesto é ser sincero consigo mesmo e com o outro, permitindo que a pessoa siga seu caminho de forma saudável e justa.

O que a Ciência nos Fala da Relação do Amor Romântico e da Felicidade?

Curiosamente, a ciência também separa o amor romântico em 3 esferas: Desejo sexual, controlado pelos hormônios sexuais estrógeno e testosterona produzidos nos testículos e ovários, e controlados pela hipófise. A atração, controlada pela dopamina produzida pelo hipotálamo; e finalmente o vínculo, controlados pelos hormônios ocitocina e vasopressina, ambos também produzidos pelo hipotálamo. Com diversas ressalvas, é claro, tal aspecto valida a teoria Platônica exposta acima, sendo o desejo sexual representado pelo amor *Somático*, a atração, representada pelo amor *Psíquico*, e por fim o vínculo, representado pelo amor *Noético*.

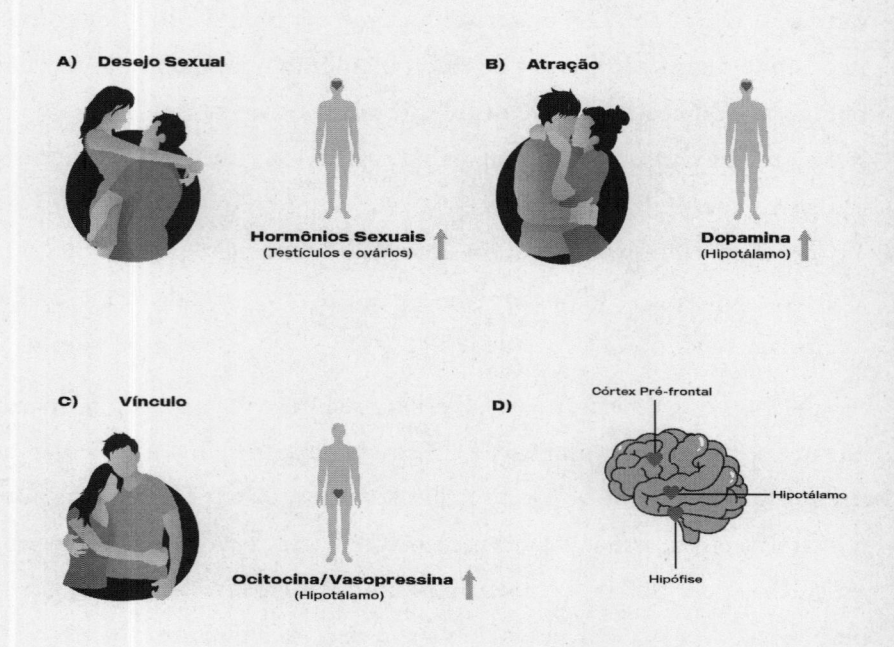

A) Desejo Sexual
Hormônios Sexuais ↑
(Testículos e ovários)

B) Atração
Dopamina ↑
(Hipotálamo)

C) Vínculo
Ocitocina/Vasopressina ↑
(Hipotálamo)

D)
Córtex Pré-frontal
Hipotálamo
Hipófise

Fonte: https://sitn.hms.harvard.edu/flash/2017/love-actually-science-behind-lust-attraction-companionship/

Além da etiologia e da neurobiologia do amor romântico, as pesquisas também revelam dificuldades comuns que os casais enfrentam e ajudam a esclarecer o que contribui para a longevidade dos relacionamentos. No livro *A Book About Love*, Jonah Lehrer sintetiza bem essas descobertas, e uma reportagem de Eric Barker na *Time* de 2016 oferece um resumo acessível, que complementarei com alguns comentários e detalhes adicionais. Em primeiro lugar, embora existam estudos com resultados variados, algumas meta-análises e grandes estudos indicam que, ao contrário do que muitos acreditam, personalidade e gostos similares têm pouca influência na qualidade e satisfação do relacionamento ao longo do tempo. Esses achados corroboram a ideia de que o apego ao amor psíquico — baseado em afinidades emocionais e interesses compartilhados — pode gerar excitação no início, mas não sustenta um relacionamento a longo prazo. Essa constatação também questiona o foco excessivo de sites de relacionamentos nas similaridades de personalidade e preferências físicas, que têm relevância inicial, mas desempenham um papel menor na manutenção de relações duradouras.

Curiosamente, um estudo de Díaz-Morales e colaboradores, publicado em 2019, avaliou 357 casais heterossexuais e investigou a relação entre preferências de ciclo circadiano e a satisfação conjugal. Eles descobriram que ter o mesmo ciclo circadiano estava associado a uma maior satisfação em casais jovens, enquanto essa correlação era menos significativa em casais maduros, sugerindo que outros fatores se tornam mais relevantes com o tempo. Um aspecto que os estudos ressaltam como crucial é o conceito de *estilos meta-emocionais*. Esses estilos não se referem à forma como as emoções são geridas diretamente, mas sim a como os parceiros valorizam e desejam lidar com suas emoções. Isso está mais relacionado aos valores compartilhados do que às semelhanças emocionais superficiais. De fato, casais que discutem os pequenos desafios do relacionamento tendem a durar mais, pois evitam o acúmulo de grandes problemas que, inevitavelmente, surgem. Além disso, valores como devoção, lealdade e resiliência, que já sabemos desde os gregos serem fundamentais para o sucesso pessoal, também são preditores de sucesso nos relacionamentos.

A pesquisa também desmistifica o conceito do "amor à primeira vista", popularizado por histórias como *Romeu e Julieta*. Esse tipo de paixão fulminante tende a não durar e pode gerar ainda mais sofrimento emocional. Por outro lado, relacionamentos que começam lentamente, com paciência, construção e trabalho, são mais resilientes. Uma pesquisa liderada por John Gottman na Universidade de Washington, em 1992, entrevistou 52 casais sobre o estado de seus relacionamentos e conseguiu prever com 94% de precisão quais casais se divorciariam nos três anos seguintes. O que Gottman e sua equipe descobriram foi que o conteúdo das brigas e desentendimentos relatados não era o fator determinante. Todos os casais, bem-sucedidos ou não, relataram conflitos. A diferença estava na maneira como os casais interpretavam esses conflitos: aqueles que viam os desentendimentos como oportunidades de crescimento e progresso mantiveram seus relacionamentos, enquanto os que se separaram viam o relacionamento como um fardo ou obrigação.

Esses achados nos ensinam que o verdadeiro alicerce para relacionamentos duradouros não reside nas semelhanças superficiais, mas na forma como os casais lidam com suas diferenças, nos valores que compartilham e na capacidade de enfrentar juntos os desafios inevitáveis da vida.

Mais uma vez, os gregos estavam certos: é o amor Noético que sustenta os relacionamentos com felicidade ao longo do tempo. Não basta simplesmente se relacionar, especialmente se o vínculo for marcado por dor e sofrimento, como ocorre em muitos relacionamentos abusivos. Estudos mostram que mulheres que se separam de relacionamentos abusivos frequentemente experimentam uma melhora significativa em sua satisfação com a vida. No entanto, também não é sustentável encarar os relacionamentos com o otimismo ingênuo de uma "Poliana"; pois os desafios e dificuldades, mesmo que não tenham surgido até agora, certamente virão um dia. O que realmente importa não é a frequência com que passamos por esses momentos, mas como os enfrentamos. E quando o enfrentamento é feito em parceria, com amor, o fardo será sempre mais leve!

Parte 4: Amor Philia

O cuidado é a essência da vida e o amor a essência do cuidado.

Rodolfo Furlan Damiano

Cuidar é, sem dúvida, um ato de amor. Seja ao cuidar de um objeto, de si mesmo, das pessoas ao nosso redor, da natureza ou dos animais, o cuidado revela a profundidade de nosso afeto e atenção. Nos capítulos anteriores, já abordamos o cuidado consigo mesmo, com os objetos e com os parceiros românticos. Agora, neste capítulo, voltamos nossa atenção ao cuidado com os pares – com todas as pessoas ao nosso redor. Começamos com uma frase de Platão que resume bem esse conceito: "A melhor coisa que você pode fazer pelas pessoas que ama é crescer como ser humano." Como discutido anteriormente, não há como cuidar dos outros de forma genuína se não cuidamos primeiro de nós mesmos.

Essa reflexão nos leva a um entendimento profundo sobre o que significa cuidar dos outros. Frases como a de Platão refletem um princípio presente em todas as grandes tradições religiosas e filosóficas ao longo da história: a chamada Regra de Ouro. Esse princípio afirma que devemos tratar os outros da forma como gostaríamos de ser tratados, e que o amor ao próximo é o fundamento essencial para a felicidade humana e sua moralidade. A universalidade da Regra de Ouro faz dela um alicerce para muitas discussões sobre ética e moral. Ela serve como um guia prático para incentivar o comportamento altruísta e compassivo em nossa vida cotidiana. Essa regra também é frequentemente evocada em debates sobre direitos humanos, justiça social e na mediação de conflitos, funcionando como uma bússola ética para garantir que tratemos todos com dignidade e equidade. É um lembrete poderoso de que nossas ações afetam diretamente o outro e que o compromisso com a ética e o respeito mútuo pode criar uma sociedade mais justa e harmoniosa. A Regra de Ouro, com suas variações, transcende culturas e religiões, mostrando-se como um pilar de conduta moral compartilhado globalmente.

A Regra de Ouro não deve ser entendida como uma entidade passiva e preguiçosa, em que todos devemos nos abraçar na rua e entoar cânticos de paz enquanto dezenas de milhões de pessoas sofrem, passam fome, sede e guerra. Ademais, não estou dizendo aqui que os crimes devam ser perdoados e assim esquecidos. A lei também deve ser moral e virtuosa; o reparo dos crimes cometidos deve ser uma meta da sociedade e deve também seguir a virtude e a Regra de Ouro, exemplificada nas mais diferentes culturas e tradições religiosas. A aplicação da Regra de Ouro deve ser ativa, consistente, íntegra e prudente. Firme quando necessária, pois a coragem é uma de suas virtudes. Ela é equilibrada e evolui constantemente, pois os indivíduos que a entendem e a aplicam sabem que seu conhecimento é limitado e está em constante crescimento e transformação. Sabem pedir desculpas e correm atrás dos reparos de seus erros quando necessários, pois também sabem que irão cometê-los, já que ninguém está isento de defeitos e chagas morais. Da mesma forma que trabalha para reparar seu mal e o mal da sociedade, valoriza e incentiva o seu bem e o dos outros. Essa é, na minha opinião, a Regra de Ouro, a qual iremos destrinchar abaixo.

O conceito de Ma'at no Egito Antigo representava mais do que um princípio moral específico; ele envolvia a noção de ordem cósmica, verdade, justiça e harmonia, tanto no universo quanto na vida cotidiana. Embora não corresponda exatamente à Regra de Ouro formulada posteriormente em tradições religiosas como o cristianismo, o comportamento ético, equilibrado e justo era central para a vida egípcia, e as ações individuais eram medidas por sua conformidade com Ma'at. Viver de acordo com os princípios de Ma'at incluía tratar os outros de forma justa e com reciprocidade, o que se assemelha ao espírito da Regra de Ouro, que promove a equidade e a justiça social. Portanto, podemos dizer que o conceito de Ma'at encorajava um comportamento similar ao da Regra de Ouro, mesmo que de maneira indireta.

Na Grécia Antiga, a Regra de Ouro era frequentemente discutida no contexto da filosofia ética. O filósofo Isócrates, contemporâneo de Platão, expressou uma ideia similar cerca de 400 anos antes de Cristo: "Não faça aos outros aquilo que te deixa irritado quando o fazem a ti". Sócrates, em uma de suas passagens memoráveis com Platão, também resume esse princípio de maneira prática: "Nunca se deve fazer mal em troca, nem maltratar ninguém, não importa como tenha sido maltratado por ele". Essas ideias formam a base do conceito de justiça recíproca e ética no pensamento grego.

No Cristianismo, a Regra de Ouro é diretamente citada por Jesus Cristo no Novo Testamento. Em Mateus 7:12, Ele diz: "Portanto, tudo o que vós quereis que os homens vos façam, fazei-lho também vós; pois esta é a lei e os profetas." No Judaísmo, o princípio é expresso por Hillel, um influente rabino, que disse: "O que é odioso para você, não faça ao seu próximo. Isso é toda a Torá; o resto é comentário." (Talmude, Shabbat 31a). No Islamismo, o profeta Maomé afirmou: "Nenhum de vós verdadeiramente crê até que deseje para seu irmão o que deseja para si mesmo." Esses ensinamentos demonstram como a Regra de Ouro atravessa diferentes tradições religiosas, promovendo a empatia e o respeito mútuo.

No Budismo, a Regra de Ouro é expressa através do conceito de compaixão ou "karuna". O Dhammapada afirma: "Assim como uma mãe protege com sua vida seu filho, seu único filho, assim com um coração sem limites deves cultivar a bondade amorosa para com todos os seres vivos." Esta abordagem enfatiza uma compaixão expansiva, que vai além do tratamento recíproco, envolvendo um amor incondicional por todos os seres. Da mesma forma, no Hinduísmo, o Mahabharata declara: "Não fazer nada aos outros que, se fosse feito a ti, te causasse sofrimento; é este o resumo do dever." Este versículo insta os seguidores a considerarem os sentimentos dos outros antes de agir, promovendo uma ética de empatia e respeito mútuo.

Na China, Confúcio formulou a Regra de Ouro de maneira semelhante ao Judaísmo, também como uma negativa: "O máximo da amável benevolência é não fazer aos outros aquilo que não gostarias que eles fizessem a ti." Esta formulação, presente nos Analectos, é central para o Confucionismo, que enfatiza a reciprocidade nas relações sociais como um pilar da ordem e harmonia social. Séneca oferece uma perspectiva ligeiramente diferente, dizendo: "Tratai os vossos inferiores como gostaríeis de ser tratados pelos vossos superiores." Este texto sugere que o tratamento que oferecemos aos mais socialmente frágeis reflete nosso próprio caráter e virtude. Gandhi também ecoou essa visão ao afirmar: "Para ver de frente o espírito da Verdade – universal e que tudo penetra – é preciso ser capaz de amar as criaturas mais desprezíveis como a si mesmo," enfatizando a necessidade de estender o amor em todas as direções como caminho para encontrar a felicidade.

A Regra de Ouro encontra paralelos significativos na filosofia secular. Immanuel Kant, em sua formulação do Imperativo Categórico, afirma: "Age apenas de acordo com aquela máxima pela qual possas, ao mesmo tempo, querer que se torne uma lei universal." Além disso, em uma de suas formulações mais importantes, Kant enfatiza: "Age de tal maneira que trates a humanidade, tanto na tua pessoa como na de qualquer outro, sempre simultaneamente como fim e nunca simplesmente como meio." Esse princípio ressalta que devemos sempre tratar as pessoas com dignidade e respeito, não as utilizando como instrumentos para nossos próprios interesses, o que ecoa diretamente a essência da Regra de Ouro. John Rawls, por sua vez, propôs o "véu da ignorância", uma ferramenta em sua teoria da justiça, que sugere que, ao tomar decisões morais, as pessoas devem fazê-lo sem conhecer sua própria posição social. Essa abordagem promove decisões justas e imparciais, refletindo a ideia da Regra de Ouro ao considerar o bem-estar dos outros como se fosse o próprio.

Emmanuel Levinas, um filósofo existencialista, foi além da Regra de Ouro ao propor que a ética não deveria ser baseada na reciprocidade ou em regras universais, mas na responsabilidade incondicional e irrestrita para com o "Outro." Para Levinas, a relação com o "Outro" não é simplesmente uma troca justa, mas uma chamada ética primordial. Ele argumenta que, antes mesmo de se considerar questões de justiça ou reciprocidade, nossa existência é definida por uma responsabilidade irrestrita para com os outros. Esse senso de obrigação ética vai além da Regra de Ouro, sugerindo que devemos cuidar do "Outro" sem esperar nada em troca.

Carol Gilligan, em sua obra *In a Different Voice* (1982), introduziu a ética do cuidado como uma perspectiva crítica ao desenvolvimento moral tradicionalmente centrado na justiça, como proposto por teóricos como Lawrence Kohlberg. Gilligan identificou que esse modelo era predominantemente masculino, focado em princípios abstratos de justiça e imparcialidade. Ela argumentou que as mulheres tendem a valorizar mais as relações e o cuidado, vendo a moralidade como uma questão de responsabilidade relacional e empatia. Para Gilligan, a moralidade humana deve ser entendida em termos de como cuidamos dos outros, enfatizando o papel do afeto, da compaixão e do contexto relacional na tomada de decisões morais. Essa abordagem pode ser vista como uma expansão da Regra de Ouro, indo além da simples reciprocidade e focando na construção de relações saudáveis e cuidadosas.

Essas duas perspectivas — tanto a de Levinas quanto a de Gilligan — mostram que a Regra de Ouro, embora central para a moralidade em várias culturas e épocas, pode ser ampliada. Levinas nos leva a uma ética de responsabilidade absoluta para com o outro, enquanto Gilligan nos propõe uma moralidade focada no cuidado e nas relações humanas. Esses exemplos evidenciam que a moralidade não é uma noção isolada, mas uma ideia universal que permeia as culturas e é continuamente reinterpretada para abordar diferentes dimensões da vida humana.

Como cultivar a regra de ouro – o papel das Virtudes

A prática das virtudes definitivamente é o caminho para o amor e a felicidade, um conceito que remonta a diversos filósofos e correntes morais ao longo da história. Como você mencionou, há várias formas de encarar as virtudes, e Aristóteles, em particular, oferece uma visão equilibrada e prudente em sua *Ética a Nicômaco*, onde sugere que a virtude é o meio-termo entre os excessos. Ele sustenta que a *areté* (virtude) deve ser praticada em moderação, pois o excesso ou a falta de qualquer virtude resulta em um vício, como no caso da coragem, que, em excesso, leva à imprudência, e em falta, resulta em covardia.

Outros, entretanto, sugerem que o desvio das virtudes (falta ou excesso) levam a corrupção das mesmas, ou seja, deixam de ser virtudes. No Cristianismo e no Budismo, por exemplo, virtudes como a caridade e a compaixão são vistas como práticas que não comportam um "meio-termo". Elas são aspiradas em sua totalidade, sem qualquer forma de moderação, pois são consideradas virtudes que, por sua natureza, devem ser cultivadas até seu nível mais elevado. No Cristianismo, o mandamento de "amar ao próximo como a si mesmo" exige uma entrega plena e incondicional, refletindo o amor ágape, que é um amor incondicional, imensurável e infinito. De forma semelhante, no Budismo, o ideal de *karuna* (compaixão) é cultivado como um estado de empatia total e incondicional, não limitado a uma medida ou "meio-termo", mas sim um compromisso absoluto com o bem-estar de todos os seres. Diversas tradições sugerem que certas virtudes não são adequadas para serem moderadas, mas sim totalmente incorporadas na vida do indivíduo, diferentemente da visão aristotélica. Assim, essas visões complementam o que muitas tradições antigas já sustentavam: a virtude, quando verdadeira, transcende limitações, aproximando-nos de estados ideais como amor, compaixão e justiça em suas formas mais puras.

O ponto central aqui é que, mesmo que as escolas filosóficas difiram em suas abordagens, a prática das virtudes como caminho para uma vida melhor e mais equilibrada é amplamente reconhecida. As virtudes como paciência, indulgência, perdão, compaixão e honestidade desempenham um papel essencial nas interações humanas e, quando aplicadas com maestria, promovem harmonia e crescimento pessoal, tanto no autoamor quanto nas relações interpessoais. Ser virtuoso, portanto, não tem limites.

Por fim, como já mencionaram os filósofos antigos e corroborado por estudos contemporâneos sobre psicologia positiva, o cultivo de uma virtude geralmente leva ao fortalecimento de outras. Por exemplo, o desenvolvimento da paciência facilita o exercício do perdão, que, por sua vez, promove a indulgência e o respeito mútuo. Em conjunto, essas virtudes ajudam a criar um ambiente mais propício ao amor e à felicidade, tanto dentro de nós quanto em nossas relações com os outros. Abaixo falaremos de algumas virtudes e sua importância para amar e ser feliz. Não tenho a pretensão de elencá-las todas, pois ainda estou longe de compreendê-las em sua totalidade, mas tal é um início completo para todos que desejam seguir o caminho proposto neste livro.

I. Prudência: A prudência é uma das virtudes cardeais e, embora muitas vezes pouco comentada, é essencial para a tomada de decisões corretas. É a capacidade de discernir a ação mais apropriada em cada circunstância, seja ela boa, ruim ou neutra. Prudência não significa apenas evitar riscos, mas saber escolher o melhor caminho a partir de um julgamento racional e moral. Envolve reflexão, controle da impulsividade e consideração das consequências das ações. Uma pessoa prudente é alguém que reconhece que suas ações de hoje moldam o futuro e que, portanto, é melhor semear o bem para colher os melhores frutos. Ela age com sabedoria e cuidado, o que a coloca em uma posição de vantagem em situações complexas.

II. Paciência: A prudência anda lado a lado com a paciência. Um indivíduo prudente, ao saber controlar seus impulsos e agir com sabedoria, inevitavelmente desenvolve a paciência, que é a capacidade de esperar calmamente por resultados e enfrentar desafios sem se deixar abalar emocionalmente. Paciência não é resignação ou passividade; pelo contrário, é uma manifestação de confiança de que, ao fazer o bem, os frutos virão – cedo ou tarde. Como eu digo aos meus amigos, "o tempo é o senhor da verdade". Paciência envolve resistência ao desespero e à desistência frente às adversidades. É importante, porém, ressaltar que paciência não deve ser confundida com falta de coragem ou passividade diante de situações que exigem ação rápida e firme, como veremos ao discutir a virtude da coragem a seguir.

O tempo é o senhor da Verdade

O que a ciência nos ensina? Pouco ou nenhum estudo se propôs a avaliar o impacto da prudência e da paciência na saúde física ou mental. Muito pela dificuldade de mensurar constructos tão abstratos. Entretanto, vamos utilizar de uma entidade mais fácil de mensurar e que, apesar da distância etimológica, nos auxilia a compreender o básico dessa questão. A impulsividade pode ser definida como a incapacidade de postergar desejos, prazeres ou recompensas. A pessoa impulsiva deseja tudo para o imediato e, quando não tem, sofre de frustração e ansiedade. A impulsividade está no polo oposto da prudência e da paciência, em que ponderamos quais batalhas seguir e sabemos esperar colher os frutos das mesmas. Estudos apontam consistentemente que a impulsividade está associada a piores índices de saúde física e mental. Um estudo importante da área é o teste do Marshmellow, realizado com crianças entre 4-6 anos, no fim dos anos 60 e início dos anos 70, por pesquisadores da Universidade de Stanford liderados pelo pesquisador Walter Mischel, nos Estados Unidos. Cada criança era colocada individualmente em uma sala com um único marshmallow sobre a mesa à sua frente. A criança era informada de que poderia comer o marshmallow imediatamente, se quisesse, ou esperar 15 minutos sem comer e, como recompensa, receberia um segundo marshmallow. O experimentador então deixava a sala, deixando a criança sozinha com o marshmallow. Observou-se que algumas crianças comiam o marshmallow quase imediatamente, enquanto outras conseguiam esperar os 15 minutos inteiros para receber o segundo marshmallow. Os pesquisadores observaram várias estratégias que as crianças usavam para resistir à tentação, como cobrir os olhos, virar-se para longe do marshmallow ou se distrair com outras atividades. Estudos de acompanhamento foram realizados para examinar os efeitos após longos anos da capacidade das crianças de adiar a gratificação. Os resultados mostraram que as crianças que conseguiram esperar pelo segundo marshmallow geralmente se saíram melhor em diversos aspectos da vida, incluindo maior desempenho acadêmico, melhor gerenciamento do estresse, estilos de vida mais saudáveis e maior nível de felicidade. É claro que como qualquer estudo, existem diversas limitações, como o contexto sociocultural e econômico. Mas esse estudo trouxe luz para diversas questões e enfatiza como devemos valorizar a prudência e a paciência em nossas vidas, mesmo desde cedo.

Como desenvolver a prudência e a paciência? O desenvolvimento da prudência e da paciência começa com a intenção clara de trabalhar o autocontrole e reduzir a impulsividade. A vontade é o alicerce inicial para qualquer mudança, pois sem essa motivação, é fácil desistir diante de obstáculos. Além disso, práticas como meditação e mindfulness têm se mostrado eficazes para reduzir a ansiedade e aumentar a neuroplasticidade, promovendo o controle emocional e uma atitude mais reflexiva diante das situações cotidianas. Essas técnicas, amplamente estudadas na neurociência e em terapias como Terapia Cognitivo-Comportamental (TCC), Terapia de Aceitação e Compromisso (ACT), Terapia Cognitiva Baseada em Mindfulness (MBCT) e terapia comportamental dialética (DBT), são poderosas ferramentas para desenvolver o equilíbrio emocional necessário para tomar decisões prudentes e pacientes. Outro fator importante para o cultivo dessas virtudes é o gerenciamento eficaz do tempo. Reservar momentos para reflexão e ponderação permite ajustar rotas e evitar decisões impulsivas. Em vidas muito agitadas, as pessoas tendem a agir sem considerar as consequências de suas ações. Planejar e definir tempos específicos para a tomada de decisões pode ser uma maneira prática de evitar esse tipo de comportamento. Além disso, hobbies ou atividades que exigem paciência, como aprender uma nova habilidade, ler, ou escrever um diário, são excelentes formas de praticar essas virtudes. Essas atividades não apenas proporcionam momentos de calma e introspecção, mas também ajudam a treinar a mente para lidar com frustrações e adversidades sem reagir impulsivamente. Por último, o uso de substâncias como álcool, cigarro ou drogas pode prejudicar gravemente o autocontrole e intensificar comportamentos impulsivos. Evitar ou moderar o consumo dessas substâncias é essencial para manter a mente clara e focada, permitindo uma abordagem mais racional e paciente diante das dificuldades.

III. Resiliência: Um indivíduo prudente e paciente tem as ferramentas necessárias para desenvolver sua resiliência, que é a capacidade de suportar e superar adversidades sem "quebras" emocionais, ou seja, sem desistir ou sem absorver um dano de maneira irreversível. No entanto, é importante destacar que o desenvolvimento da resiliência não está isento de dor. O crescimento pessoal geralmente está atrelado a um certo nível de sofrimento, pois o enfrentamento da dor é uma parte inevitável desse processo. A tentativa de negar o sofrimento pode, na verdade, aumentar o impacto negativo ao longo do tempo, tornando o processo de superação ainda mais difícil. Além disso, pessoas resilientes não apenas passam pelas adversidades, mas muitas vezes utilizam suas experiências como fonte de aprendizado e inspiração para ajudar os outros, encontrando propósito e significado em suas vidas. Esse ato de transformação do sofrimento em crescimento pessoal e coletivo é central para a construção de resiliência. Contudo, ser resiliente não significa aceitar tudo passivamente ou não estabelecer limites em suas relações. Muitas vezes, a resiliência requer a coragem de dizer "não", de estabelecer fronteiras claras e, em alguns casos, de romper com situações ou relacionamentos que impedem o crescimento. Assim, resiliência é uma ação ativa e dinâmica, que envolve tanto o enfrentamento das adversidades quanto a capacidade de traçar novos caminhos em busca do crescimento e bem-estar.

O que a ciência nos ensina?

A resiliência tem sido amplamente estudada e associada a melhores indicadores de saúde mental e qualidade de vida, além de estar vinculada a uma menor incidência de sintomas depressivos e ansiosos, e a uma redução da mortalidade por todas as causas. Estudos mostram que pessoas resilientes tendem a ter uma resposta mais saudável ao estresse e a crises, o que favorece sua capacidade de lidar com desafios de maneira equilibrada e eficaz. Por exemplo, pesquisas de Bonanno (2004) e de Tugade e Fredrickson (2004) indicam que indivíduos com maior resiliência tendem a se recuperar mais rapidamente de eventos traumáticos e a manter melhores níveis de bem-estar emocional durante períodos de estresse. Esses estudos também apontam que a resiliência é composta por pensamentos, comportamentos e ações que podem ser desenvolvidos, desafiando a antiga crença de que a resiliência era um traço inato. O desenvolvimento dessa capacidade exige coragem e envolve o uso de estratégias específicas que promovem a conexão social, o bem-estar emocional e físico, pensamentos saudáveis e a busca de propósito na vida. Tais estratégias incluem a prática de autocuidado, a construção de relações de apoio, a reestruturação cognitiva para lidar com pensamentos negativos e a busca de significados em situações adversas, como propõe Viktor Frankl em sua teoria sobre a busca de sentido. Além disso, a resiliência também foi associada à longevidade, como demonstrado por estudos longitudinais que sugerem que indivíduos mais resilientes tendem a viver mais e com melhor qualidade de vida, especialmente à medida que envelhecem. Em resumo, a resiliência não é apenas uma característica desejável, mas uma habilidade fundamental para a saúde e o bem-estar duradouros.

Como desenvolver a resiliência?

O desenvolvimento da resiliência envolve práticas específicas que reforçam a capacidade de lidar com o estresse e adversidades. Primeiro, é essencial cultivar relacionamentos significativos com pessoas empáticas e compreensivas, pois a validação emocional e o apoio social são fundamentais para o fortalecimento mental. Estudos mostram que o apoio social não apenas alivia o estresse emocional, mas também contribui para melhores resultados de saúde física e mental. Além disso, o autocuidado físico é crucial. Práticas como uma alimentação equilibrada, sono de qualidade e a prática regular de exercícios físicos têm demonstrado fortalecer o corpo e a mente para responder ao estresse. Essas práticas não apenas promovem o bem-estar físico, mas também reduzem sintomas de ansiedade e depressão, aumentando a resiliência. Atividades introspectivas, como a meditação, a oração e o registro em diário, são outras estratégias eficazes para fortalecer a resiliência. Elas ajudam a desenvolver a autocompaixão e a cultivar a capacidade de reestruturar pensamentos negativos, promovendo um senso renovado de propósito e esperança, o que é essencial para lidar com adversidades. Evitar vícios como o consumo excessivo de álcool ou drogas é igualmente importante. Esses vícios tendem a agravar sentimentos de impotência e enfraquecer a capacidade de superação. Em vez disso, focar em práticas saudáveis ajuda a desenvolver uma mentalidade positiva e fortalecida. Ajudar outras pessoas também promove um senso de propósito e eleva a autoestima, contribuindo para uma resiliência mais robusta. Por fim, contribuir ativamente em ações voluntárias ou oferecer apoio a amigos cria uma rede de apoio recíproca e fortalece a resiliência emocional, além de consolidar um senso de comunidade e pertencimento.

IV. Coragem: No desenvolvimento da resiliência, quando passamos pela dor e sofrimento é necessária a paciência e a coragem. A coragem nada tem a ver com a ausência de medo, já que ele é um importante instrumento evolutivo. A ausência de medo tem mais a ver com a imprudência, pois indivíduos imprudentes frequentemente se colocam em risco. A coragem é a capacidade de enfrentar o medo com sabedoria, discernindo quais lutas o indivíduo deve ou não travar. Segundo o professor da Johns Hopkins University, nos Estados Unidos, Daniel Putman, a coragem pode ser definida como moral ou psicológica (há também a física, mas menos importante para este livro). A coragem moral é a força que temos para manter nossa integridade ética mesmo diante de desafios e circunstâncias contrárias. Já a coragem psicológica é nossa capacidade de enfrentar nosso medo de encararmos nossos medos psicológicos irracionais, como fobias, ansiedades sociais, etc. Ambas as coragens são extremamente importantes para mantermos nossa força em seguirmos o caminho planejado para nossa existência, pois diante do percurso teremos que nos expor em incontáveis experiências que nos afligirão e nos causarão medo, mas o propósito do amor deve sempre ser maior.

O que a ciência nos ensina?

Embora haja uma lacuna em estudos diretamente relacionados à coragem moral e saúde, a coragem psicológica tem sido amplamente investigada em campos como a psicologia clínica. Estudos demonstram que terapias como a Terapia Cognitivo-Comportamental (TCC), que utiliza técnicas de exposição e prevenção de resposta, e a Terapia de Aceitação e Compromisso (ACT), que foca na aceitação dos próprios medos e vulnerabilidades, dependem da coragem psicológica para promover a recuperação em transtornos de ansiedade, depressão e TOC. Essas terapias têm demonstrado sucesso significativo na promoção da coragem necessária para lidar com medos e desafios emocionais, ao ensinar os pacientes a gradualmente confrontar seus medos em ambientes controlados e com suporte terapêutico. Além disso, estudos apontam que enfrentar medos de maneira gradual leva a uma maior resiliência e a uma melhora significativa na saúde mental.

Como desenvolver a coragem?

Desenvolver a coragem, tanto moral quanto psicológica, requer práticas contínuas e esforços deliberados em várias áreas da vida. O primeiro passo é o autoconhecimento. Para enfrentar medos de forma eficaz, é necessário identificar quais são esses medos e refletir sobre suas origens e impactos. Aceitar a existência dessas emoções negativas, sem se deixar dominar por elas, é um aspecto importante, amplamente explorado em abordagens como a Terapia de Aceitação e Compromisso (ACT). Outro ponto crucial é enfrentar esses medos progressivamente. Isso significa começar com pequenos desafios, pouco a pouco, movendo-se gradualmente para situações mais complexas. Esse princípio de enfrentamento gradual é central na Terapia Cognitivo-Comportamental (TCC) e tem mostrado eficácia no tratamento de fobias e outros transtornos de ansiedade. Além disso, redefinir o medo também é uma ferramenta poderosa no desenvolvimento da coragem. Através de técnicas de reestruturação cognitiva, que são um componente da TCC, é possível reinterpretar o medo como uma oportunidade de crescimento e não como algo a ser evitado. Essas mudanças cognitivas podem fortalecer a capacidade de enfrentar os desafios da vida. Uma abordagem complementar é a visualização positiva, que envolve imaginar cenários desafiadores sendo superados com sucesso. Isso reduz a ansiedade e promove uma confiança maior ao enfrentar medos reais. Buscar apoio social também é essencial. Estar cercado de pessoas que oferecem encorajamento pode proporcionar o suporte emocional necessário para lidar com situações de medo e incerteza. Finalmente, a definição de metas claras e alcançáveis é outra estratégia que contribui para o desenvolvimento da coragem. Dividir grandes desafios em pequenas partes gerenciáveis ajuda a reduzir o estresse, permitindo que o indivíduo avance de maneira mais estruturada e confiante.

V. *Disciplina*: Indivíduos corajosos necessitam de disciplina e paciência para transformar seus impulsos em conquistas duradouras. Sem disciplina, a coragem se torna apenas um esforço pontual e facilmente resulta em frustração. A disciplina é o alicerce de qualquer grande realização, seja em dietas, no trabalho, ou em qualquer meta que requeira tempo e constância. A capacidade de cultivar hábitos diários sólidos e manter o foco nos pequenos passos diários, mesmo diante de dificuldades, é o que permite grandes colheitas no futuro. O disciplinado não apenas planta todos os dias, mas também desenvolve a gratidão pelo processo, entendendo o valor de cada pequeno progresso.

O que a ciência nos ensina?

A ciência da autodisciplina é um campo crescente de interesse, especialmente no contexto educacional e de saúde mental. Um estudo realizado em 2005 por Angela Duckworth e Martin Seligman, da University of Pennsylvania, examinou 304 adolescentes e mostrou que, quando controladas as variáveis como o QI, a autodisciplina desempenhou um papel crucial no sucesso escolar. Em outras palavras, a autodisciplina foi um fator significativo no desempenho acadêmico dos estudantes, mesmo levando em consideração os diferentes níveis de inteligência. Esses achados sugerem que o foco e a perseverança podem compensar, em certa medida, diferenças naturais de habilidade cognitiva. Importante enfatizar que indivíduos com sintomas depressivos podem ser mais ou menos impactados na sua autodisciplina, e tais indivíduos devem focar em pequenos atos, que chamamos de ativação comportamental. Tais atos podem ser colocar uma roupa, abrir a janela, uma caminhada ao sol, entre outros. Mas lembre-se: tudo, inclusive a disciplina, é um processo contínuo e não imediato.

Como desenvolver a disciplina?

Desenvolver a disciplina requer uma abordagem multifacetada. Primeiramente, estabelecer metas claras e específicas é fundamental para manter o foco e proporcionar uma direção concreta. Dividir essas metas em etapas menores torna o processo mais manejável e ajuda a evitar a sensação de sobrecarga. Uma rotina estruturada, com momentos reservados para atividades essenciais, fortalece a consistência e aumenta a produtividade. O autocontrole é outro componente crítico no desenvolvimento da disciplina. Práticas como a reestruturação cognitiva da Terapia Cognitivo-Comportamental (TCC) podem ser eficazes em monitorar e resistir a impulsos indesejados ou destrutivos, reforçando o autocontrole em situações desafiadoras. Utilizar listas de tarefas e calendários auxilia na organização e priorização de atividades essenciais, além de facilitar o cumprimento das metas estabelecidas. Recompensas por metas atingidas, mesmo que pequenas, ajudam a reforçar comportamentos desejáveis, e a autocompaixão desempenha um papel importante, permitindo que os erros sejam encarados como oportunidades de aprendizado, sem uma autocrítica excessiva, o que preserva a motivação. Técnicas de gerenciamento do tempo, como o método Pomodoro, aumentam a eficiência ao dividir as atividades em blocos de trabalho focado, seguidos por pausas curtas. Além disso, o suporte físico também é essencial: atividade física regular e um sono adequado são pilares que mantêm a energia e o foco ao longo do dia. Saber dizer "não" a atividades ou compromissos que não estão alinhados com seus objetivos maiores é uma habilidade-chave para manter o foco naquilo que é verdadeiramente importante, evitando distrações e sobrecarga.

VI. Gratidão: Há uma banalidade moderna na palavra gratidão. Gratidão é a virtude de reconhecer e apreciar os aspectos positivos da vida, mesmo diante de desafios. Mais do que um simples agradecimento, a gratidão envolve a consciência plena das circunstâncias que nos cercam e o impacto positivo que pessoas, eventos ou experiências trazem para nossa vida. A banalidade está em utilizar a gratidão para fechar os olhos para os problemas reais da vida humana; para a fome, para a miséria, para a violência. Mas isso é contrário ao nosso conceito de virtude, pois vai de encontro com a justiça. Uma pessoa verdadeiramente grata deve ser uma pessoa verdadeiramente justa, virtude que falaremos nos próximos capítulos. A gratidão vem, inclusive, de ser grato por poder conhecer e mitigar o sofrimento humano. Fechar os olhos para ele é injusto por natureza, e então não pode ser uma virtude.

O que a ciência nos ensina?

Os benefícios da prática da gratidão são respaldados por uma vasta literatura científica. Diversos estudos observacionais e experimentais documentam seus efeitos positivos na saúde mental e física. Um estudo relevante é a meta-análise de Geyse Diniz et al. (2023), publicada na revista *Einstein*, que examinou 64 estudos experimentais e demonstrou que intervenções de gratidão reduziram significativamente sintomas de ansiedade e depressão, ao mesmo tempo que aumentaram a felicidade e a saúde mental. Além disso, estudos sobre saúde física, embora menos numerosos, também mostram benefícios. Uma pesquisa publicada no *JAMA* em julho de 2024 revelou que mulheres com altos níveis de gratidão apresentaram uma redução de 9% na mortalidade por todas as causas, mesmo quando controlados fatores como saúde mental, social e física. Esses achados reforçam a importância do cultivo deliberado da gratidão.

Como desenvolver a gratidão?

Desenvolver a gratidão é um processo contínuo que pode ser aprimorado com várias práticas. Manter um diário de gratidão, onde se anota regularmente aspectos da vida pelos quais se é grato, ajuda a reforçar um olhar positivo. A chave é variar as experiências e observações, evitando repetições, para cultivar um olhar mais atento sobre os pequenos detalhes da vida. Reflexões diárias sobre experiências que trouxeram aprendizado e crescimento, inclusive as adversidades, ajudam a ver o lado positivo em momentos difíceis. Além disso, expressar gratidão diretamente para as pessoas ao redor — seja por meio de palavras, mensagens ou cartas — fortalece laços sociais e intensifica sentimentos de bem-estar. Envolver-se em atos de bondade, sejam eles grandes ou pequenos, contribui para a percepção do impacto que se pode ter na vida dos outros, promovendo uma gratidão mútua. Também é importante evitar comparações negativas e focar nas próprias conquistas e nas coisas boas da vida. Práticas como o mindfulness e passar tempo na natureza podem ajudar a aumentar a percepção de aspectos positivos do cotidiano. Incorporar rituais de gratidão em momentos em família ou com amigos, como compartilhar pelo que cada um é grato, reforça essa prática no contexto social e comunitário.

VII. *Empatia:* A empatia pode ser definida como a capacidade de se colocar no lugar do outro, seja afetivamente (empatia afetiva) ou racionalmente (empatia cognitiva). Uma pessoa empática não deseja o mal ao próximo, pois compreende que o mal vai contra a própria natureza humana.

A empatia, especialmente no contexto do amor Philia, é crucial para evitar a projeção dos próprios desejos no outro, o que poderia tornar a Regra de Ouro egocêntrica. Além disso, a empatia nos torna mais humildes, ao reconhecermos a nossa pequenez diante do universo.

O que a ciência nos ensina?

Da mesma forma do que quando falamos de gratidão, diversos são os estudos que avaliam a função e os efeitos da prática de empatia na saúde física e mental. A maioria deles com médicos e outros profissionais de saúde, todos apontando para melhores índices de saúde nos pacientes que foram tratados por profissionais mais empáticos, além de evidenciarem que a empatia pode e deve ser treinada em todos os cursos das áreas de saúde. Quando estudamos em demais populações os estudos são escassos, mas os estudos trazem resultados interessantes e que valem ser discutidos. Meta-análise publicada em 2021 chamada "A face obscura da empatia" (*The Dark Side of Empathy*), e que avaliou o impacto do constructo da empatia e sua associação com depressão encontrou que indivíduos com alta empatia afetiva apresentam mais sintomas depressivos. Tal achado é importante, pois demonstra que qualquer virtude, quando não educada, desvirtua-se de sua principal função, tornando-se um fator de risco. Nos colocarmos no lugar de outrem sem antes nos educarmos e nos protegermos nos coloca vulneráveis e se torna contrária a função principal da empatia, a capacidade de ajudar. Ou seja, resumindo de forma simples, não ajudamos ninguém se antes não nos ajudarmos. Saber onde e como colocamos nossas forças, nossos limites e nossas expectativas é muito importante em nossa caminhada, e isso deve ser constantemente desenvolvida.

Como desenvolver a empatia?

Desenvolver a empatia requer uma combinação de habilidades práticas e autorreflexivas que podem ser cultivadas diariamente. A escuta ativa, fundamental para essa virtude, envolve prestar atenção ao outro sem interrupções, julgamentos ou distrações, o que melhora significativamente a conexão emocional e o entendimento do outro. Com a escuta ativa, somos mais capazes de captar nuances emocionais e o verdadeiro significado das palavras, algo essencial para aprimorar a empatia. Além disso, buscar ativamente compreender as histórias, experiências de vida e dificuldades dos outros permite desenvolver uma conexão emocional mais profunda. Ao nos colocarmos no lugar do outro, seja através do aprendizado de suas histórias de vida ou da prática do voluntariado, ampliamos nossa capacidade de compreender melhor suas emoções e desafios. A autoconsciência é outro fator crucial. Refletir sobre nossas próprias emoções e reações nos torna mais aptos a entender e reconhecer as emoções dos outros. Esse processo também envolve aceitar nossas vulnerabilidades e limitações emocionais, o que nos impede de fazer julgamentos rápidos ou superficiais, contribuindo para uma compreensão mais profunda do outro. Adotar uma mentalidade aberta e evitar julgamentos precipitados são passos importantes para o desenvolvimento da empatia. Uma maneira eficaz de expandir nossa perspectiva é engajar-se com narrativas humanas diversas por meio de livros, filmes ou documentários. Essas experiências ampliam nossa visão de mundo, proporcionando um entendimento mais profundo das dificuldades, culturas e perspectivas alheias. Por fim, é essencial reconhecer os limites da empatia e manter uma boa saúde mental. Como apontado em estudos recentes, o excesso de empatia afetiva, sem gestão emocional adequada, pode levar à sobrecarga e esgotamento, especialmente em contextos de cuidado intensivo, como na área da saúde. Cuidar de si mesmo e gerenciar o estresse diário é fundamental para praticar empatia de forma equilibrada e saudável.

VIII. Humildade: A humildade pode ser entendida como uma virtude que envolve a capacidade de reconhecer e aceitar as próprias limitações, ao mesmo tempo em que se valoriza de maneira equilibrada as próprias conquistas, sem arrogância ou vaidade excessiva. A pessoa humilde, ao contrário de ser fraca, possui uma força psicológica significativa, pois é capaz de manter a autoconfiança enquanto se abre para o aprendizado contínuo. Ela respeita o espaço e as conquistas alheias e compreende que todos estão em uma jornada única, reconhecendo suas próprias falhas como oportunidades de crescimento. Não se trata de não ter conquistas materiais, mas de não amá-las mais do que a vida e as pessoas à nossa volta. Jesus exemplificou bem sobre a humildade quando disse "Porque aquele que a si mesmo se exaltar será humilhado; e aquele que a si mesmo se humilhar será exaltado" (Mateus 23:12).

O que a ciência nos ensina?

Estudos sobre a humildade são limitados, mas relevantes. Pesquisas conduzidas por Krause e colaboradores (2016) revelaram que a humildade pode moderar o impacto de eventos estressantes na vida, como perdas financeiras ou pessoais, reduzindo seus efeitos negativos na saúde mental, como sintomas depressivos e ansiosos. Além disso, pessoas mais humildes tendem a ter maior resiliência, o que lhes permite lidar melhor com adversidades e traumas. Outro estudo de Worthington et al. (2017) também aponta que a humildade está relacionada a melhores relações interpessoais e uma maior satisfação com a vida, reforçando a ideia de que a prática dessa virtude contribui para a saúde mental e a qualidade de vida. Esses estudos mostram que a humildade não apenas modera o impacto de estressores, mas também fortalece aspectos da saúde emocional e social.

Como desenvolver a humildade?

O desenvolvimento da humildade envolve várias práticas e atitudes que promovem uma visão equilibrada de si e do mundo. Primeiramente, praticar a autoconfiança equilibrada é essencial, pois permite reconhecer realizações sem exageros e encarar as falhas como oportunidades de aprendizado. Uma boa estratégia é refletir regularmente sobre os próprios erros, sem culpas desnecessárias, mas como um processo de crescimento pessoal. Aceitar feedback construtivo e manter uma mente aberta para diferentes pontos de vista também é fundamental para cultivar a humildade intelectual. Conviver com pessoas que inspiram, evitando se cercar de indivíduos que apenas reforçam uma visão idealizada de si mesmo, promove o autodesenvolvimento contínuo. Praticar a gratidão, reconhecendo como outras pessoas e circunstâncias contribuíram para suas conquistas, ajuda a reforçar a humildade. Participar de atividades de voluntariado ou serviço comunitário, onde você pode ajudar sem esperar reconhecimento, também promove a empatia e a humildade. A autoconsciência, que envolve o reconhecimento das próprias limitações e a aceitação da incerteza, é outra prática essencial para manter uma atitude humilde. Por fim, estar disposto a admitir erros e pedir desculpas sinceras, quando necessário, demonstra um senso profundo de responsabilidade e humildade. Essas práticas não só cultivam a humildade, mas também promovem uma atitude mais saudável e equilibrada perante a vida, beneficiando tanto as relações interpessoais quanto o crescimento pessoal contínuo.

IX. *Honestidade:* A honestidade deve ser praticada tanto consigo mesmo quanto com os outros. Trabalhar o desenvolvimento dessa virtude internamente é essencial para que ela possa ser exercida de maneira consistente nas relações interpessoais. Honestidade é a qualidade de ser verdadeiro, sincero, e transparente, livre de enganos e manipulações, sendo um ponto de confiança para as pessoas ao seu redor. No entanto, cultivar essa virtude pode ser um processo longo, pois a maioria de nós, em algum nível, mente para proteger sua imagem, seja por orgulho, medo ou egoísmo.

O que a ciência nos ensina?

Um estudo longitudinal importante, conduzido por Dorota Weziak-Bialowolska et al. (2021) e intitulado Being good, doing good: The role of honesty and integrity for health, acompanhou quase 10 mil pessoas nos Estados Unidos por quatro anos. Os resultados mostraram que aqueles com níveis mais elevados de honestidade e integridade apresentaram um risco 18% menor de desenvolver doenças pulmonares, 11% menor de depressão e melhor qualidade de vida, especialmente entre os idosos. Além disso, a pesquisa The Physiology of (Dis)honesty: Does It Impact Health? (2015), realizada por pesquisadores de Berkeley e Harvard, explorou os impactos fisiológicos da desonestidade. O estudo revelou que a desonestidade está associada a respostas fisiológicas negativas, como aumento da frequência cardíaca, pressão arterial elevada, maior reatividade do cortisol, e estresse. Esses efeitos ocorrem tanto na antecipação quanto na execução e lembrança de atos desonestos, afetando áreas do cérebro como o córtex pré-frontal dorsolateral e a ínsula anterior, que regulam o controle executivo e emocional. Em longo prazo, essa exposição à desonestidade pode resultar em problemas de saúde. Por outro lado, comportamentos honestos foram associados a uma redução do estresse, promovendo a homeostase e bem-estar geral. A figura abaixo está presente no artigo e questão e foi traduzida e adaptada para nossa realidade.

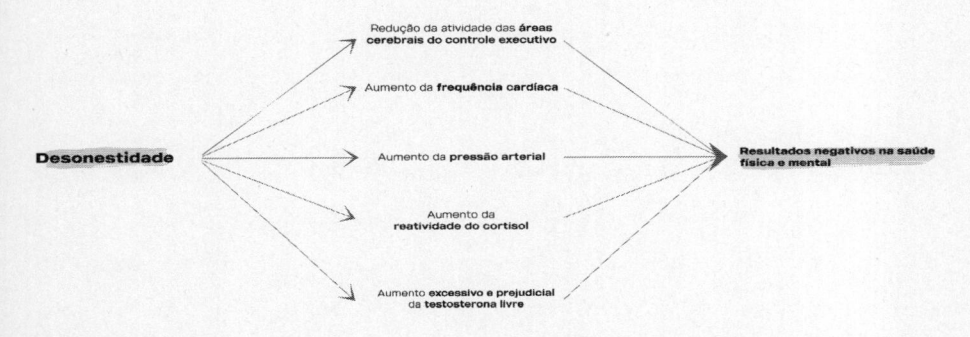

Desonestidade →
- Redução da atividade das **áreas cerebrais do controle executivo**
- Aumento da **frequência cardíaca**
- Aumento da pressão arterial
- Aumento da **reatividade do cortisol**
- Aumento **excessivo e prejudicial** da **testosterona livre**

→ **Resultados negativos na saúde física e mental**

Fonte: https://www.sciencedirect.com/science/article/pii/S2352250X15001980?via%3Dihub

Como desenvolver a honestidade?

Desenvolver a honestidade envolve diversas estratégias que visam promover uma atitude de sinceridade e integridade nas diferentes áreas da vida. Primeiramente, é crucial praticar a autoconsciência, refletindo sobre seus valores pessoais e garantindo que suas ações estejam de acordo com eles. Manter um diário pode ser útil para identificar áreas em que a honestidade precisa ser aprimorada, já que ao registrar pensamentos e comportamentos, podemos perceber padrões que comprometem a sinceridade. Comprometer-se com a verdade, mesmo quando isso for desconfortável ou difícil, é essencial, lembrando que pequenas mentiras podem enfraquecer a confiança a longo prazo. Um dos passos fundamentais é estabelecer uma comunicação aberta e assertiva, expressando seus sentimentos e opiniões de forma clara, sem ser ofensivo ou arrogante. A honestidade, quando comunicada adequadamente, não deve ser confundida com grosseria, pois isso fere outras virtudes, como a empatia e a prudência. A comunicação assertiva permite falar a verdade sem prejudicar os outros, mantendo um equilíbrio entre ser verdadeiro e ser respeitoso. Também é importante praticar a empatia, entendendo como suas palavras e ações podem impactar as pessoas ao seu redor, o que incentiva um comportamento mais cuidadoso. O exagero ou a distorção da verdade, muitas vezes usados para obter aprovação ou parecer melhor, devem ser evitados, priorizando sempre a autenticidade e a sinceridade nas interações. Além disso, assumir responsabilidade pelos próprios erros é um componente-chave da honestidade. Admitir quando se está errado e corrigir os erros de maneira rápida e justa fortalece a confiança e demonstra integridade. Esse hábito também contribui para a construção de relacionamentos mais fortes e duradouros. Outro ponto importante é cultivar a honestidade dentro de um círculo de amigos e colegas que valorizem a integridade. Um ambiente de apoio reforça os valores de sinceridade e ajuda a manter o comprometimento com a verdade. Por fim, meditar sobre os benefícios a longo prazo da honestidade, como o fortalecimento das relações e o respeito próprio, pode ajudar a evitar as tentações imediatas que a desonestidade parece oferecer.

Como pudemos ver, essas virtudes formam a base de uma vida moral e ética, e a literatura sobre elas é vasta, abrangendo desde os textos clássicos da filosofia até os estudos modernos em psicologia e ética. No capítulo sobre o amor ágape, abordaremos virtudes como o perdão, temperança, compaixão, generosidade, fraternidade, altruísmo e justiça. Reitero que essas são apenas algumas das muitas virtudes e que estou longe de compreendê-las todas em sua totalidade. Peço ao leitor atento e prudente que busque aprofundar-se nesses conceitos, estudando-os com mais afinco. Meu objetivo aqui é apenas lançar luz sobre sua relevância para a nossa felicidade.

É importante ressaltar que, embora algumas pessoas pareçam nascer com maior facilidade para desenvolver determinadas virtudes, seja por fatores genéticos que afetam a personalidade, ou por questões ligadas ao desenvolvimento neurológico e socioambiental, o foco deste trabalho é encorajar cada indivíduo a se empenhar no cultivo dessas virtudes. O processo deve ser árduo, contínuo, com paciência e prudência. Não espere o leitor que será fácil, nem que não haverá sofrimento e injustiças ao longo do caminho. Somos ainda uma espécie em evolução, aprendendo como nos comportar moral e socialmente. Lembrando a escala de tempo do universo, temos aproximadamente 13,8 bilhões de anos desde o Big Bang, enquanto a Terra tem cerca de 4,5 bilhões de anos, e nossa espécie, o *Homo sapiens*, surgiu há apenas 200 mil anos. Há muito o que aprender, e essa noção deve nos inspirar humildade e compaixão mútua. Ninguém é mais merecedor do que o outro; nossa origem é compartilhada, e nossa trajetória evolutiva também. Aqueles que sofrem hoje devem apoiar aqueles que sorriem, para que, quando essa balança se inverter – como inevitavelmente acontece –, o fardo seja mais leve para todos nós.

O orgulho e o egoísmo como os principais entraves para a felicidade humana

Segundo alguns autores, a maior causa voluntária do sofrimento e da infelicidade humana é o orgulho e o egoísmo — uma dupla quase inseparável e invariavelmente presente no coração de todos nós. No entanto, pouco conhecemos sobre essas características, especialmente em nós mesmos. Se perguntarmos a 100 pessoas se acreditam que as pessoas ao seu redor são egoístas, quase todas dirão que sim. Entretanto, se reformularmos a pergunta e questionarmos essas mesmas 100 pessoas se elas próprias se consideram egoístas, a minoria responderá afirmativamente. Obviamente, essa discrepância revela nossa necessidade de observar mais de perto tais mazelas dentro de nós.

O egoísmo pode ser entendido como a preocupação excessiva consigo mesmo, em detrimento dos outros. O egoísta, de forma mais ou menos intensa, busca satisfazer seus próprios desejos e vontades, mesmo que isso cause sofrimento aos demais. Geralmente, o egoísmo nasce do orgulho, pois o orgulhoso se vê como superior. Quando sua superioridade é ameaçada (frequentemente devido a inseguranças profundas), ele reage se ofendendo e culpando os outros ou as circunstâncias, evitando a autorreflexão e autocrítica.

Orgulho e egoísmo têm suas raízes no instinto humano de autopreservação. No entanto, o egoísmo precisa ser moderado, pois sem ele perderíamos a força necessária para garantir nossa própria sobrevivência. Da mesma forma, o orgulho, quando utilizado de forma construtiva e amorosa, coloca o indivíduo em sintonia com sua real posição no mundo — nem acima, nem abaixo dos outros. O indivíduo reconhece suas virtudes e fraquezas, esforçando-se para enfrentá-las com coragem, apoiando-se no que é bom, belo e virtuoso. Paulo, em sua carta aos Coríntios, sintetiza esse equilíbrio ao abordar o papel do amor como norteador de nossas ações:

"O amor é paciente e bondoso. Não é invejoso, nem orgulhoso; não é arrogante, nem grosseiro. O amor não exige que se faça o que ele quer. Não é irritadiço e dificilmente suspeita do mal que os outros lhe possam fazer. Nunca fica satisfeito com a injustiça, mas alegra-se com a verdade. O amor nunca desiste, nunca perde a fé, tem sempre esperança e persevera em todas as circunstâncias."

O amor Philia e a Felicidade

Por fim, a felicidade plena é inatingível sem a prática do amor Philia. É através das relações interpessoais que nos enxergamos com mais clareza, reconhecendo nossas sombras, mas também ampliando nossa luz. Philia, o amor pelos pares, é o meio pelo qual exercitamos inúmeras virtudes, preenchendo o verdadeiro propósito da existência humana: amar. No entanto, esse amor não pode se restringir apenas ao que está à nossa vista, ao que é tangível. Existe a necessidade de estender o amor ao abstrato, ao distante, ao que não podemos ver diretamente. É por isso que, no capítulo 7, exploraremos uma outra dimensão desse sentimento, o amor Ágape — o amor incondicional, que transcende o pessoal e alcança o universal.

Continuando a carta de Paulo ao Coríntios, ele nos enfatiza a importância do amor em nossas vidas:

"Ainda que eu falasse as línguas dos homens ou até mesmo dos anjos, mas não fosse capaz de amar os outros, não seria mais do que um sino que badala ou um chocalho barulhento. Se eu tivesse o dom de profetizar, e se soubesse os mistérios do futuro, e se conhecesse tudo acerca de tudo, mas não amasse os outros, de que me serviria? E até mesmo que tivesse fé, de forma a poder falar a uma montanha e fazê-la deslocar-se, isso não teria valor algum sem o amor. Ainda que desse tudo aos pobres, e ainda que deixasse que me queimassem vivo[a], mas não amasse os outros, eu não teria nenhum valor."

Parte 5: Quando o amor parece não ser o suficiente – as injustiças, o sofrimento e o adoecimento

Viviam eu, meu marido e 2 filhos;
Éramos uma família unida, que nos amávamos e nos respeitávamos, apesar da guerra e do conflito que nos cercavam;
Nunca tínhamos pensado em sair do Congo, apesar das dificuldades – amamos nossa terra e nossas raízes.
Diferentemente do que pensam, o sonho dos Africanos não é sair da África, é fazer deste solo fonte de igualdade e fraternidade entre todos os Seres Humanos.
Porém minha vida foi impactada por um evento que nunca mais me esqueci.
Em agosto de 2015, cerca de 5 homens encapuzados invadiram minha casa, assassinaram meu marido e meus 2 filhos mais novos, eram trigêmeos. Eu e meu outro filho nos escondemos e conseguimos sobreviver. Mas vimos tudo.
Após isso, fugimos para o Malawi onde vivemos em um campo de refugiados e sobrevivemos com 5 dólares por mês de auxílio da ONU.
Essa marca nos acompanha até hoje. Meu filho não se comunica mais, tem pesadelos diários e não aceita que ninguém se aproxime, mesmo após quase 10 anos. Só a fé mantém nossas esperanças.

Quero iniciar este capítulo retomando o problema dos chamados "coaches de sucesso" — ou, como prefiro nomeá-los, "coaches da infelicidade". São inúmeros, e não seria "justo" citar apenas um nome, pois seria injusto com os milhares que pregam uma visão distorcida da vida, como aponta o professor Daniel Martins de Barros em seu livro *Viver é*

Melhor Sem Ter Que Ser o Melhor. Recomendo a leitura. Esses "especialistas" promovem a ideia da meritocracia radical, defendendo que, se você não alcançou seus objetivos financeiros, ou é preguiçoso ou simplesmente "azarado". É uma noção rasa e cruel, que ignora as complexidades da vida e do ser humano.

Conheci uma pessoa que, influenciada por essa mentalidade, tentou suicídio ao acreditar que sua vida não valeria a pena se não conseguisse ganhar 200 mil reais por mês. Ela foi apenas mais uma vítima dessa sociedade que adora o "sucesso" a qualquer custo, sem considerar as nuances sociais e psicológicas envolvidas. Estou agora escrevendo este capítulo no campo de refugiados de Dzaleka, no Malawi, onde passei 15 dias atendendo crianças e adolescentes com transtornos neuropsiquiátricos. Aqui, as pessoas, muitas fugidas de guerras e atrocidades, trabalham 12 horas por dia, sem condições mínimas de saneamento básico ou energia elétrica. Ganham, em média, 20 centavos de dólar por dia. Esses indivíduos, ao contrário do que pregam os "gurus" brasileiros, não são preguiçosos ou indisciplinados, mas sim sobreviventes das mais terríveis adversidades.

Não que eu negue a importância do mérito. A verdadeira meritocracia está em superar as próprias adversidades para alcançar as virtudes que realmente importam. Alguns podem desejar e ter a capacidade de alcançar maiores bens materiais, outros não terão as mesmas oportunidades, ou até mesmo não desejarão tanto. Alguns amealharão riquezas por seus méritos próprios e seu trabalho árduo, e terão a oportunidade de, por meio de seu trabalho e influência, auxiliar milhares de pessoas. A desigualdade extrema, contudo, não faz parte disso. Ela viola a virtude da justiça, pois, em um mundo onde poucos têm muito e muitos têm pouco, a felicidade, a saúde mental e o bem-estar dos mais privilegiados também estão em risco. Casos de transtornos neuropsiquiátricos, suicídios e overdoses entre pessoas com grandes fortunas ilustram que a abundância material não é garantia de bem-estar.

A virtude da justiça no caminho da felicidade

Geralmente, tendemos a nos ver como os mais justos, enquanto acreditamos que os outros são injustos. A virtude da justiça parece ser uma das mais distantes e abstratas, algo difícil de definir e compreender. Afinal, o que significa ser justo? Embora eu ainda esteja longe de uma compreensão plena, tentarei oferecer uma definição: a pessoa justa é aquela que consegue integrar todas as virtudes com o objetivo de construir um mundo melhor. Um mundo onde as diferenças existam apenas para enriquecer a fraternidade e permitir o desenvolvimento das pessoas em suas múltiplas virtudes.

Como disse Aristóteles:

"Um bom caráter moral não é algo que podemos alcançar sozinhos. Precisamos de uma cultura que apoie as condições nas quais o amor-próprio e a amizade prosperem."

Pensemos em uma pessoa que perdeu tudo no plano material, que sofreu a perda de familiares devido à guerra ou à miséria. Para essa pessoa, torna-se extremamente difícil desenvolver certas dimensões do amor e das virtudes, pois lhe falta o básico para sobreviver física e emocionalmente. A luta diária pela sobrevivência, muitas vezes, a força a recorrer a meios como a prostituição ou até a participação em conflitos armados (como milícias armadas), mesmo contra sua vontade. Aqui no Malawi, tenho ouvido histórias de mulheres que vendem seus corpos e imploram por um emprego que as permita deixar essa realidade para trás. Nessas condições, a virtude da justiça parece ausente, pois falta-lhes uma estrutura mínima que as sustente.

Apesar das experiências de sofrimento mental e material, ainda que forçadas, criarem oportunidades para exercitar virtudes como a resiliência, a paciência e a compaixão, tanto para quem vive quanto para quem propõem a ajudá-las, acredito que não precisamos passar por essas experiências extremas para desenvolver tais virtudes. O trabalho voluntário, a observação prudente e empática, e o estudo sincero são suficientes para despertar em nós o senso de justiça. Algumas pessoas, por suas características ou circunstâncias, precisarão vivenciar situações mais duras para aprender essas lições, mas isso não cabe a nós julgar. Eu, pessoalmente, ainda estou longe de compreender todas as minhas próprias falhas.

Uma história que me marcou foi a de um amigo refugiado aqui no Malawi. Perguntei se ele sentia rancor dos ruandeses pela guerra contra o Congo, seu país de origem. Há décadas, Ruanda e Congo estão em conflito por uma região no leste do Congo, uma guerra que começou com disputas étnicas e tribais e se transformou em uma batalha por poder e dinheiro. Esse é um dos conflitos mais sangrentos da atualidade, mas que recebe pouca atenção da comunidade internacional. A resposta do meu amigo foi surpreendente. Ele me disse que não guardava rancor, pois via todos como irmãos e entendia que os ruandeses lutavam para sobreviver. Segundo ele, são vítimas da injustiça cometida por governantes e empresários que preferem tirar tudo dos outros para ter tudo para si. Essa visão me ensinou muito. Ele perdoou, mas também foi resiliente o suficiente para construir uma nova realidade, com um sonho que ele compartilhou comigo: viver em um lugar onde ele possa continuar fazendo a diferença na vida das pessoas, de modo que ninguém mais precise passar pelo que ele passou. Não foi o tipo de resposta que eu esperava, e me fez refletir sobre a minha própria pequenez diante dessas pessoas que a sociedade muitas vezes esquece.

Desenvolver a justiça envolve uma série de estratégias que fomentam um senso profundo de equidade, imparcialidade e responsabilidade social. Para começar, praticar a autoconsciência é essencial; refletir sobre seus próprios preconceitos e reconhecer áreas onde pode agir de maneira injusta ou parcial permite corrigir esses comportamentos. A educação contínua sobre justiça social, direitos humanos e equidade, através da leitura, participação em workshops e discussões, aprimora sua sensibilidade a essas questões. Praticar a empatia, colocando-se no lugar dos outros para entender seus desafios, fortalece o compromisso com a justiça. Seguir princípios éticos sólidos em suas decisões e ações diárias garante que você aja com integridade. O envolvimento ativo na comunidade, através de voluntariado ou apoio a causas sociais, contribui para um impacto positivo. Promover a justiça no local de trabalho e em ambientes sociais, defendendo práticas inclusivas e combatendo discriminações, é fundamental. Ouvir e amplificar as vozes de pessoas marginalizadas ajuda a construir um ambiente mais justo e equitativo. Desenvolver habilidades de resolução de conflitos e mediação para tratar disputas de forma justa e imparcial também é uma prática relevante. A transparência e a honestidade em todas as interações fortalecem a confiança e a justiça. Refletir sobre as consequências de suas decisões e buscar agir com justiça desde o início do dia, com intenções claras, ajuda a manter o foco na equidade. Finalmente, buscar mentoria de indivíduos reconhecidos por sua integridade e estar disposto a corrigir erros e aprender com eles são elementos cruciais para o crescimento contínuo em justiça.

A desigualdade, sendo uma forma de injustiça, tem um impacto profundo na saúde física e mental. Pesquisas lideradas por Vikram Patel e Wagner Silva Ribeiro, em revisões sistemáticas e meta-análises publicadas em 2017 e 2018, revelam uma associação consistente entre a desigualdade de renda e a saúde mental. Níveis mais altos de desigualdade estão correlacionados com maior prevalência de transtornos mentais, como depressão e ansiedade, especialmente em grupos vulneráveis, como pessoas de baixa renda e mulheres. Os mecanismos envolvem fatores materiais, como a privação econômica que gera estresse e reduz o acesso a recursos, e fatores psicossociais, como a comparação social e o status percebido, que aumentam a insegurança. Tais estudos sugerem que políticas públicas para reduzir a desigualdade, como tributação progressiva e redes de segurança social, podem melhorar significativamente a saúde mental da população. No Brasil, um estudo recente apontou que jovens adultos que receberam auxílio emergencial durante a pandemia apresentaram melhor proteção à saúde mental, reforçando essas descobertas.

Ademais, mesmo em pessoas que não sofrem estrema injustiça, todos estamos sujeitos aos impactos de uma sociedade injusta que estamos inseridos – já que todos somos um. Poluição, excesso de trabalho, inseguranças múltiplas (política, econômica, de moradia, alimentar, social), desemprego, guerras, competição excessiva, apelo ao consumo excessivo, a pornografia, publicidade a práticas prejudiciais à saúde, racismo, xenofobia, homofobia, transfobia, e demais problemas ligados à desigualdade impactam profundamente a saúde mental de todos os cidadãos do mundo. Ninguém está isento de estar exposto a tudo isso, cada vez mais, e se não cortarmos o mal pela raiz, estaremos cada dia mais afundados neste vale de dor e sofrimento coletivos. Iris Marion Young em seu livro *Responsibility for Justice* escreveu que "quando a responsabilidade não é de ninguém, a responsabilidade é de todos", reforçando o que estamos colocando aqui – que somente a vida em comunidade é capaz de estimular o desenvolvimento de certas virtudes – e a falta de desenvolvimento delas, tornará o indivíduo "manco" no caminho da felicidade.

Além das questões sociais, é imperativo abordar os impactos significativos dos transtornos neuropsiquiátricos em nossa sociedade. Estes transtornos têm causas complexas, geralmente resultando da interação entre fatores genéticos e ambientais. O ambiente exerce influência contínua sobre nossos genes, ativando ou desativando-os dependendo de fatores como exposição a estressores, interações sociais, dinâmicas familiares, alimentação e hábitos de vida. Esse fenômeno, conhecido como epigenética, destaca como o ambiente pode influenciar o funcionamento cerebral ao longo da vida. Essas interações patológicas afetam diretamente os neurônios, alterando a neurotransmissão e provocando uma cascata de sintomas neuropsiquiátricos como depressão, ansiedade e comprometimentos cognitivos.

Pesquisas indicam que essa interação entre fatores ambientais e genéticos pode aumentar a neuroinflamação e reduzir a neuroplasticidade, duas condições associadas à disfunção neurológica. Esses processos biológicos culminam em desregulações nos sistemas de neurotransmissores, como a serotonina e a dopamina, que desempenham papéis fundamentais na regulação do humor e da cognição. Abaixo, apresento um modelo simplificado para ilustrar essa complexa interação. A figura sugere como fatores ambientais, desde o período pré-natal até a fase adulta, incluindo traumas e nutrição, interagem com vulnerabilidades genéticas e epigenéticas. Essa convergência de fatores gera alterações funcionais nos sistemas neurais, levando ao surgimento de transtornos mentais.

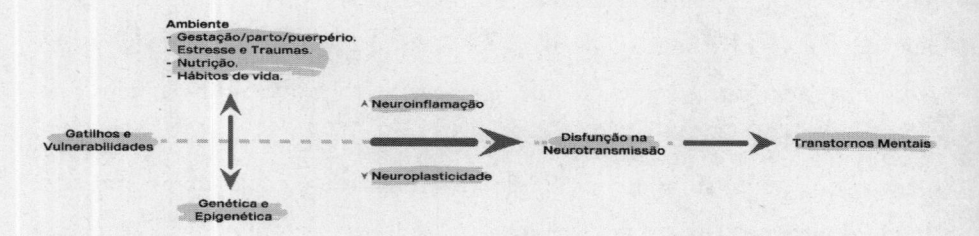

Fonte: Próprio autor

O papel da psiquiatria no encontro do indivíduo com o caminho do amor

Cumpre-nos ter uma seção dos transtornos psiquiátricos mais prevalentes, colocando um pouco sobre seus sintomas e brevemente sobre os tratamentos. Não há aqui nenhum interesse em ser um tratado psiquiátrico. O meu desejo é instrumentalizar o leitor para reconhecer e cuidar de sua saúde mental, ou de seus pares, quando perceberem que há algo de errado que está impactando o percurso de cada um de nós no desenvolvimento individual das virtudes.

Como disse nos capítulos anteriores, o objetivo do homem é amar e consequentemente ser feliz. Entretanto, como estamos sujeitos a diversos estressores ambientais, genética, injustiças, entre outros fatores negativos os quais não temos controle direto, mesmo os indivíduos mais conscientes no caminho das virtudes estarão sujeitos aos adoecimentos psíquicos. Temos a falsa impressão de que somos os únicos responsáveis e o comportamento negativo de nos punirmos, culpabilizarmos, quando temos algum adoecimento psíquico. O mesmo não ocorre quando ficamos doentes fisicamente. Isso é um erro que vai contra a virtude da indulgencia, da compaixão e da empatia consigo. Procrastinarmos o tratamento, nos punirmos e nos escondermos não acelera o processo da cura, pelo contrário, somente nos faz sofrer mais e atrasa nosso caminho à felicidade.

Há também a ideia de algumas linhas da psicologia de que os transtornos psiquiátricos são simplesmente sintomas de um trauma psicológico primário, e de que os tratar com psiquiatras de forma medicamentosa esconde o motivo principal do adoecimento; e que apenas o processo de terapia contínua (e algumas vezes interminável) irá encontrar essa causa; processo que muitas vezes aumenta a dor e o sofrimento, também atrasando nosso processo em direção ao amor. Claro que a psicoterapia é essencial, principalmente aquelas que sejam rigorosas nos métodos científicos e que se mostram eficazes no objetivo primário de todo o tratamento – reduzir o sofrimento para permitir que o individuo brilhe suas potencialidades. Qualquer prática terapêutica que fuja disso, deve ser evitada. O fim é ajudar a pessoa a desenvolver as virtudes e ser mais feliz, mesmo diante da dor e do sofrimento. Isso pode ser encontrado por meio da psicoterapia, mudanças no estilo de vida, medidas nutracêuticas ou medicamentosas.

Novas terapias também entram no mesmo local. A cada dia surgem mais psicoterapias *new-age* com a pretensa ideia de curar todos os males – de frieira até risco de suicídio. Apoiam-se na espiritualidade e na fé de pessoas de boa índole, desesperadas por uma melhora rápida sem nenhum efeito adverso, e que fogem da psiquiatria e da psicologia baseada em evidências por apoiarem-se em uma falsa ideia de que os tratamentos psiquiátricos são bengalas, viciam ou que irão modificar sua personalidade, ou que os tratamentos psicoterápicos não compreendem a raiz "real" dos problemas. O fato é que todos eles desconsideram as décadas (e as vezes séculos) de cientistas abnegados (e que muitas vezes não ganham mais do que seus próprios alunos), no estudo e na pesquisa de intervenções que auxiliem as vidas de seus pacientes, amigos e familiares (e muitas vezes as suas próprias vidas). Tratar sintomas psiquiátricos demanda tempo, paciência, trabalho conjunto e contínuo, mudanças de rotas por diversas vezes, aceitação e humildade sempre, altos e baixos inevitáveis, mas que juntos – o médico, psicólogo, terapeuta e o paciente – podem superar juntos.

Enfatizo aqui que não vou entrar no mérito das curas espirituais, os milagres, e tantas outras experiencias que são testemunhadas pela fé – já que essas se abrigam no campo da espiritualidade e não se propõem, quando realizadas por clérigos de boa índole, a substituírem o tratamento médico tradicional. Digo das psicoterapias não baseadas em evidência, terapias *new-age*, novos tratamentos ainda sem evidência científica suficiente, entre outros. Não há processo de cura, seja física ou espiritual, que não demande esforço profundo e contínuo. Mesmo diante da mulher com sangramento, ao curá-la, Jesus diz "sua fé te curou", trazendo para nós as responsabilidades de cura, seja de aceitar nossas fraquezas, buscar auxílio quando preciso, pedir ajuda, dar um passo por vez e não perder as esperanças, já que ninguém sabe o dia de amanhã.

O tratamento psiquiátrico e psicológico desempenha um papel fundamental na redução do sofrimento mental e na promoção do bem-estar emocional. Ao focar no diagnóstico correto, na adoção de mudanças no estilo de vida e, quando necessário, no uso de medicamentos, esses tratamentos abrem caminho para o crescimento pessoal e o retorno ao bem-estar. É importante que os leitores interessados saibam que há muito mais a ser explorado sobre esses tratamentos do que abordaremos aqui. Novas terapêuticas estão surgindo rapidamente, e aqueles que desejam se aprofundar nos avanços mais recentes devem buscar fontes confiáveis, como bases de dados médicas (por exemplo, PubMed), para artigos científicos atualizados e diretrizes práticas. Portanto, ao reconhecermos os sinais de diferentes síndromes psiquiátricas, podemos buscar tratamentos mais eficazes e adequados. Dessa forma, é fundamental que os pacientes e os profissionais de saúde continuem a dialogar sobre as melhores práticas, ajustando as terapias conforme o avanço da ciência.

Compreendendo os principais transtornos psiquiátricos

Inicialmente, a primeira pergunta que vem a mente é: como diferenciar um sintoma normal de um transtorno psiquiátrico que necessita de um tratamento específico? Como diferenciar uma ansiedade natural de uma ansiedade patológica? Como diferenciar uma tristeza, ou um luto, de uma depressão? Como diferenciar uma desatenção normal de um Transtorno de Déficit de Atenção e Hiperatividade (TDAH)? Tais perguntas são importantes e gera debate entre os psiquiatras e psicólogos mais experientes; por que não geraria em você leitor? Assumo que comigo mesmo, quando tive o episódio depressivo, muito me questionava se era falta de sono, cansaço, estresse, picada de pernilongo, e até falta de um animal de estimação.

Para responder a essa pergunta, trarei brevemente o que acontece em outras patologias médicas. Por exemplo, como diferenciar um aumento de temperatura de uma febre que precisa de medicamento? Como diferenciar uma dor natural de algo que precisa de um analgésico? Como diferenciar uma taquicardia normal de uma taquicardia patológica? Ou a pressão arterial? Ou a anemia? Ou a perda de memória? Entre tantos outros exemplos. Na medicina, nem tudo é visível, palpável e objetivo. Tudo necessita de uma certa ponderação, discussão e reflexão, tanto do médico quanto do paciente. Por exemplo, um paciente com pressão arterial elevada toda vez que vai ao médico pode justificar que, quando mede em casa, a pressão fica normal. Ou no caso de uma taquicardia, o paciente pode dizer que acontece toda vez que ele consome café ou algum estimulante. Tudo é relativo e necessita de nossa reflexão. Olharmos apenas os sinais e sintomas nos levará a medicar demais ou de menos, dependendo das circunstâncias.

Quando se trata dos transtornos psiquiátricos, alguns critérios são utilizados pelos profissionais de todo o mundo para justificar o diagnóstico e tratamento (seja ele medicamentoso ou não medicamentoso). Entre eles temos: elevado sofrimento para o indivíduo; elevado sofrimento para as pessoas ao seu redor; tempo e duração dos sintomas; prejuízo nas atividades da vida, como estudo, trabalho, relacionamentos, entre outros; incapacidade de melhora com outras estratégias de enfrentamento que o indivíduo já tentou; histórico familiar de transtornos psiquiátricos; presença de comorbidades; impacto funcional dos sintomas; respostas anteriores ao tratamento; e resultados de avaliações psicológicas e testes diagnósticos. Esses critérios ajudam a fornecer uma visão mais completa e precisa do estado de saúde mental do indivíduo, contribuindo para um diagnóstico e tratamento mais eficazes.

Quando observamos todos esses critérios, e não apenas um, podemos determinar com mais clareza quando devemos ou não tratar um determinado conjunto de sintomas. É importante enfatizarmos que, cada vez mais, a ciência e a psiquiatria caminham para uma abordagem transdiagnóstica e espectral dos sinais e sintomas. Ou seja, um mesmo sintoma pode estar envolvido em mais de um transtorno e em graus diferentes; nada mais é 'preto e branco' na psiquiatria e, por isso, a avaliação por um profissional se faz crucial. Entretanto, para facilitar o entendimento de quais são esses sintomas e como podemos tratá-los da melhor forma, abaixo apresentarei alguns diagnósticos importantes baseados no DSM (Manual Diagnóstico e Estatístico da Associação Americana de Psiquiatria) para que o leitor mais curioso e assíduo possa se instrumentalizar para ajudar a si mesmo e aos outros ao seu redor.

I. Os **transtornos ansiosos** englobam uma variedade de condições caracterizadas por ansiedade e medo excessivos. Entre os mais comuns estão:

Transtorno de Ansiedade Generalizada (TAG): Caracteriza-se por preocupação excessiva e persistente em várias áreas da vida (trabalho, saúde, interações sociais), ocorrendo na maioria dos dias por pelo menos seis meses. Sintomas físicos incluem fadiga, tensão muscular, dificuldade de concentração e distúrbios do sono. O tratamento inclui inibidores seletivos da recaptação de serotonina (ISRS), inibidores da recaptação de serotonina e noradrenalina (IRSN), antidepressivos tricíclicos, pregabalina, buspirona. Além das abordagens farmacológicas, intervenções psicoterapêuticas são essenciais, com a Terapia Cognitivo-Comportamental (TCC) sendo a mais estudada e eficaz. Além disso, terapias complementares como a Terapia de Aceitação e Compromisso (ACT) e Mindfulness-Based Stress Reduction (MBSR) têm se mostrado eficazes, especialmente para pacientes que buscam um enfoque mais amplo no controle da ansiedade e promoção de bem-estar geral.

Transtorno do Pânico: Caracterizado por ataques de pânico recorrentes e inesperados, seguidos de medo persistente de futuros ataques. Durante os episódios, os sintomas incluem palpitações, sudorese, tremores, falta de ar, dor no peito e medo de perder o controle ou morrer. O tratamento pode incluir ISRS, IRSN, antidepressivos tricíclicos, e benzodiazepínicos para uso de curto prazo, devido ao risco de dependência. A TCC, associada à exposição gradual às situações temidas, é altamente eficaz. Outras abordagens baseadas em evidências, como ACT, também podem ajudar os pacientes a lidar com o medo dos ataques, promovendo uma aceitação mais saudável das emoções.

Fobias Específicas: Trata-se de um medo intenso e irracional de objetos ou situações específicas, como altura, animais ou injeções. A terapia de exposição e prevenção de resposta são os tratamentos mais indicados. Embora não haja um medicamento padrão-ouro, abordagens farmacológicas podem ser consideradas em casos de comorbidade com outros transtornos de ansiedade.

Transtorno de Ansiedade Social (TAS): Envolve medo intenso e persistente de situações sociais ou de desempenho onde a pessoa pode ser julgada pelos outros. Isso pode levar à evitação de tais situações e causar sofrimento significativo. O tratamento inclui ISRS, IRSN e TCC com foco em exposição gradual às situações temidas e técnicas de manejo da ansiedade. Além disso, Terapias de Aceitação e Compromisso (ACT) e Terapias Baseadas em Mindfulness também têm se mostrado promissoras na abordagem de questões sociais e de desempenho.

Transtorno de Ansiedade de Separação: Mais comum em crianças, mas também presente em adultos, é marcado por ansiedade excessiva quando a pessoa se separa de figuras de apego. O tratamento envolve TCC e, em alguns casos, o uso de medicação pode ser necessário. Outras abordagens, como ACT e práticas de Mindfulness, também podem auxiliar no manejo dos sintomas de forma complementar.

II. Os **transtornos de humor** envolvem alterações persistentes no humor que afetam negativamente a capacidade funcional de um indivíduo. Os principais incluem:

Transtorno Depressivo Maior: Caracteriza-se por pelo menos duas semanas de humor deprimido ou perda de interesse/prazer em quase todas as atividades, além de sintomas como mudanças significativas no apetite e peso, insônia ou hipersonia, fadiga, sentimentos de inutilidade ou culpa excessiva, dificuldade de concentração e, em casos mais graves, pensamentos recorrentes de morte ou suicídio. Episódios depressivos podem ser desencadeados por eventos traumáticos ou surgirem de forma espontânea.

O tratamento inclui uma ampla gama de antidepressivos (ISRS, IRSN, tricíclicos, entre outros), psicoterapias baseadas em evidências (como Terapia Cognitivo-Comportamental e Terapia Interpessoal), bem como outras terapias adjuvantes, incluindo cetamina/escetamina, Estimulação Magnética Transcraniana (EMT) e Eletroconvulsoterapia (ECT), em casos de depressão resistente ao tratamento convencional.

Transtorno Afetivo Bipolar (TAB): Caracterizado pela alternância entre episódios de depressão e mania/hipomania. A mania envolve humor elevado ou irritável, aumento da energia, redução da necessidade de sono, grandiosidade, fala acelerada, impulsividade e comportamentos de risco. A hipomania é uma forma menos severa de mania, com duração e intensidade menores. Nos períodos depressivos, o indivíduo apresenta sintomas semelhantes ao Transtorno Depressivo Maior. O tratamento do TAB geralmente envolve estabilizadores de humor, como o lítio, anticonvulsivantes (por exemplo, valproato, lamotrigina), antipsicóticos atípicos, e em alguns casos, antidepressivos (usados com cautela para evitar indução de mania). Psicoterapias individuais na fase de manutenção e terapias psicossociais também são cruciais para o manejo do transtorno.

Distimia (Transtorno Depressivo Persistente): Consiste em um quadro de humor deprimido crônico que persiste por pelo menos dois anos, acompanhado por sintomas como alterações no apetite, distúrbios do sono, fadiga, baixa autoestima, dificuldade de concentração e sentimentos de desesperança. Indivíduos com distimia tendem a apresentar uma irritabilidade constante e dificuldades de socialização, sendo frequentemente vistos como "difíceis" ou "antissociais". O tratamento da distimia é semelhante ao da depressão maior e inclui antidepressivos, psicoterapias (como TCC) e intervenções focadas na reestruturação de hábitos de vida e no fortalecimento de redes de apoio social.

III. Os **transtornos do sono** afetam significativamente a qualidade de vida e a saúde geral, e podem ser divididos em:

Insônia: Consiste na dificuldade em iniciar ou manter o sono, ou em despertar precocemente, com esses episódios ocorrendo pelo menos três vezes por semana por um período mínimo de três meses. Esse transtorno pode levar a fadiga diurna, dificuldades cognitivas e maior risco de outras condições médicas. O tratamento eficaz combina Terapia Cognitivo-Comportamental para Insônia (TCC-I), que é considerada o padrão-ouro, junto com higiene do sono (medidas comportamentais que melhoram o ambiente e os hábitos relacionados ao sono). Em alguns casos, podem ser prescritas medicações para auxiliar no sono, embora os medicamentos tendam a ter eficácia limitada sem as abordagens comportamentais.

Apneia do Sono: Caracterizada por pausas repetidas na respiração durante o sono, devido à obstrução parcial ou total das vias aéreas superiores. A apneia pode resultar em sonolência diurna excessiva, dificuldades cognitivas e aumento do risco de problemas cardiovasculares, como hipertensão e arritmias. O tratamento mais comum é o uso de CPAP (Continuous Positive Airway Pressure), um dispositivo que mantém as vias aéreas abertas durante o sono. Além disso, perda de peso e cirurgias em casos graves podem ser indicadas.

Síndrome das Pernas Inquietas: Manifesta-se por uma necessidade urgente e incontrolável de mover as pernas, frequentemente acompanhada de sensações desconfortáveis, como formigamento ou dor, que pioram durante os períodos de repouso ou à noite. O tratamento pode incluir ajustes no estilo de vida (por exemplo, evitar cafeína e álcool à noite), suplementos de ferro se houver deficiência, e medicações como agonistas da dopamina.

Transtorno de Pesadelo: Caracterizado por sonhos recorrentes e perturbadores que causam grande angústia, geralmente com conteúdo envolvendo ameaças à sobrevivência ou segurança. Os pesadelos podem estar associados ou não a traumas prévios e costumam ocorrer durante o estágio REM do sono. Pessoas afetadas podem desenvolver medo de dormir, resultando em privação do sono. O tratamento inclui TCC, Terapia de Ensaio de Imaginação (IRT), que consistem em reescrever o conteúdo do pesadelo em um cenário menos angustiante, e, em casos mais graves ou persistentes, o uso de medicação.

IV. Os **transtornos ligados ao estresse** podem resultar de experiências traumáticas ou situações altamente estressantes. São divididos em:

Transtorno de Estresse Agudo (TEA): Desenvolve-se após a exposição a um evento traumático, com sintomas que incluem revivência do trauma (flashbacks ou pesadelos), evitação de lembretes do evento, alterações no humor e na cognição (como culpa excessiva ou negatividade), além de hiperatividade (como irritabilidade ou dificuldade para relaxar). O TEA ocorre imediatamente após o evento traumático e tem uma duração de três dias a um mês. O tratamento pode incluir intervenções de curto prazo, como a TCC focada em trauma, técnicas de relaxamento e intervenções de suporte para estabilização emocional.

Transtorno de Estresse Pós-Traumático (TEPT): Se os sintomas do TEA persistirem por mais de um mês após o evento traumático, pode-se diagnosticar TEPT. O TEPT é caracterizado por sintomas semelhantes ao TEA, mas mais prolongados e potencialmente mais severos, com o risco de causar disfunção significativa na vida diária. O tratamento para o TEPT geralmente envolve abordagens baseadas em evidências, como a TCC, terapia de exposição prolongada, terapia de dessensibilização e reprocessamento por movimentos oculares (EMDR) e, em casos indicados, medicações como antidepressivos ou anticonvulsivantes.

Transtorno de Adaptação: Este transtorno ocorre como uma resposta emocional ou comportamental desproporcional a um estressor identificável, como perda de emprego, divórcio ou mudança de vida significativa. Os sintomas surgem dentro de três meses após o início do estressor e podem incluir ansiedade, tristeza, irritabilidade ou alterações comportamentais. Embora os sintomas possam ser menos severos do que em TEA ou TEPT, o impacto na qualidade de vida pode ser significativo. O tratamento frequentemente envolve psicoterapia, com foco em estratégias de enfrentamento, resolução de problemas e suporte psicossocial. Em alguns casos, medicações podem ser indicadas para aliviar sintomas associados, como ansiedade ou insônia.

Transtorno de Déficit de Atenção e Hiperatividade (TDAH): O TDAH é uma condição neuropsiquiátrica comum, geralmente com início na infância (antes dos 12 anos), mas que pode continuar ou até se manifestar pela primeira vez na vida adulta. Seus sintomas estão agrupados em duas categorias principais:

A. Desatenção: Inclui dificuldade em manter a atenção em tarefas ou atividades, cometer erros por descuido, não seguir instruções de maneira consistente, evitar tarefas que exigem esforço mental prolongado, e ser facilmente distraído por estímulos externos.

B. Hiperatividade/Impulsividade: Caracteriza-se por inquietação, dificuldade em permanecer sentado, fala excessiva, interrupção frequente de conversas ou atividades alheias, e impulsividade em tomar decisões sem considerar as consequências.

No adulto os sintomas podem ser menos severos, mas incluem prejuízos acadêmicos e profissionais, impulsividade e alta procrastinação. O tratamento do TDAH frequentemente inclui estimulantes como metilfenidato e anfetaminas, e não estimulantes como bupropiona, atomoxetina e guanfacina. Além disso, intervenções psicoterápicas comportamentais são essenciais para ajudar o indivíduo a desenvolver habilidades de organização e planejamento, essenciais para lidar com os sintomas diários da condição.

O **Transtorno do Espectro Autista (TEA)** é uma condição neurodesenvolvimental que afeta principalmente a comunicação, o comportamento e as interações sociais. O termo "espectro" reflete a ampla variação nos tipos e na gravidade dos sintomas, que podem se manifestar de maneira bastante diversa entre os indivíduos. Os sinais iniciais do TEA geralmente aparecem na infância, frequentemente antes dos três anos de idade, e incluem dificuldades significativas em interações sociais, comportamentos repetitivos ou restritos e interesses muito específicos. No que diz respeito às interações sociais, pessoas com TEA podem ter dificuldade em interpretar ou responder adequadamente às nuances sociais, como expressões faciais, gestos e tons de voz. Frequentemente, há uma dificuldade em estabelecer ou manter relacionamentos, e muitos indivíduos com autismo podem parecer desinteressados ou indiferentes às interações sociais ou, pelo contrário, podem querer interagir, mas não sabem como fazê-lo de maneira eficaz. No domínio da comunicação, pode haver atrasos no desenvolvimento da fala ou, em alguns casos, uma ausência total de linguagem verbal. Outros podem ter habilidades linguísticas desenvolvidas, mas utilizam a linguagem de forma atípica, repetindo frases ou palavras (ecolalia) ou tendo dificuldade em compreender metáforas e expressões idiomáticas. Os comportamentos repetitivos são outro traço característico, podendo incluir movimentos corporais repetidos, como balançar ou bater as mãos, bem como uma forte necessidade de aderir a rotinas rígidas. Muitas pessoas no espectro autista também apresentam interesses intensos por temas específicos, às vezes incomuns, e podem demonstrar uma imersão profunda nesses tópicos, seja matemática, dinossauros ou horários de trens, por exemplo.

Nos adultos com TEA, os sintomas podem continuar a afetar significativamente a vida diária. Embora muitos adultos no espectro consigam adquirir independência em algumas áreas da vida, eles ainda podem enfrentar dificuldades substanciais em ambientes sociais ou de trabalho, particularmente quando as situações envolvem leitura de sinais sociais sutis ou a necessidade de flexibilidade frente a mudanças. Alguns adultos, dependendo do grau de severidade do transtorno, conseguem manter carreiras e formar relacionamentos, enquanto outros podem necessitar de suporte contínuo em várias áreas da vida. O tratamento do TEA é multidisciplinar e visa desenvolver habilidades que melhorem a autonomia e a qualidade de vida. As intervenções comportamentais são o pilar do tratamento, com a Análise do Comportamento Aplicada (ABA) sendo uma das mais utilizadas. Terapias focadas no desenvolvimento da comunicação, como a terapia de fala, e no aprimoramento da motricidade, como a terapia ocupacional, também são importantes. Além disso, algumas pessoas podem se beneficiar de medicações que ajudam a controlar sintomas associados, como irritabilidade, ansiedade ou hiperatividade, embora não existam medicamentos específicos para tratar o TEA. O apoio e a intervenção precoce têm mostrado melhorar significativamente os resultados para muitas pessoas no espectro, mas o TEA é uma condição para a vida toda, e as necessidades de suporte podem continuar ou evoluir à medida que a pessoa envelhece. Por isso, entender como o transtorno afeta adultos, especialmente na integração social e profissional, é crucial para garantir que as intervenções estejam alinhadas com as mudanças e desafios que surgem ao longo da vida.

Os **Transtornos de Personalidade** são caracterizados por padrões persistentes e inflexíveis de comportamento, cognição e experiência emocional que desviam das expectativas culturais e causam sofrimento ou prejuízo significativo na vida do indivíduo. Entre os transtornos de personalidade, o Transtorno de Personalidade Borderline (TPB) se destaca. O TPB é marcado por uma intensa instabilidade nas relações interpessoais, autoimagem e emoções, além de comportamentos impulsivos. Os sintomas incluem esforços desesperados para evitar o abandono real ou imaginado, relacionamentos intensos e instáveis, alternando entre idealização e desvalorização, distúrbios na identidade, impulsividade em comportamentos autolesivos (como gastos excessivos, abuso de substâncias e compulsão alimentar), gestos ou ameaças suicidas, e sentimentos crônicos de vazio. O tratamento do TPB é desafiador, exigindo uma abordagem multidisciplinar. A Terapia Comportamental Dialética (DBT) é considerada uma das mais eficazes, combinando técnicas de regulação emocional com práticas de atenção plena (mindfulness) e aceitação. Outras abordagens terapêuticas eficazes incluem a Terapia Baseada na Mentalização (MBT) e a Terapia Focada no Esquema (SFT). Embora não exista medicação específica para o TPB, antidepressivos e estabilizadores de humor podem ser utilizados para tratar sintomas comórbidos, como depressão e impulsividade. Reconhecer e tratar o TPB é crucial para melhorar a qualidade de vida dos pacientes, reduzindo comportamentos autolesivos e o risco de suicídio.

Por fim, o suicídio. O suicídio é um grave problema de saúde pública que contraria diversos dos valores discutidos neste livro, especialmente aqueles relacionados ao amor, à vida e à virtude. Trata-se de uma questão complexa, muitas vezes relacionada, mas não limitada, a transtornos mentais como depressão, transtorno bipolar, esquizofrenia, e abuso de substâncias. No entanto, não é necessário que esses transtornos estejam sempre presentes para que o comportamento suicida ocorra. Os fatores de risco mais comuns incluem um histórico de tentativas anteriores de suicídio, a presença de transtornos mentais, uso excessivo de substâncias (álcool, drogas), histórico familiar de suicídio, bem como eventos traumáticos ou altamente estressantes, como luto, perda financeira ou de relacionamentos, ou experiências de violência.

A prevenção do suicídio passa por diversas frentes. É essencial a identificação precoce de sinais de risco, o tratamento adequado de transtornos mentais e o acesso a redes de suporte emocional. A restrição ao acesso a meios letais (armas de fogo, pesticidas, medicamentos) também tem se mostrado uma medida eficaz em muitos países. Além disso, programas de intervenção em crise, como o uso de plano de segurança, em que o paciente colabora na criação de uma estratégia para lidar com momentos de risco iminente, têm sido amplamente recomendados por psiquiatras e terapeutas. O tratamento de indivíduos em risco elevado envolve uma abordagem multifacetada, começando por uma avaliação de risco rigorosa que inclua o contexto de vida, histórico familiar e os fatores precipitantes da crise atual. O uso de terapias baseadas em evidências, como a terapia cognitivo-comportamental (TCC) adaptada para a prevenção do suicídio, tem demonstrado bons resultados. Em algumas situações, pode-se considerar a hospitalização em ambiente protegido para garantir a segurança do paciente durante o período crítico.

Estudos recentes apontam que medicações como a cetamina e sua forma derivada escetamina podem ser eficazes em reduzir rapidamente a ideação suicida, especialmente em casos de depressão resistente ao tratamento. Esses fármacos têm mostrado uma resposta rápida e promissora em contextos em que o tratamento convencional, como antidepressivos, pode demorar semanas para surtir efeito, oferecendo uma nova esperança no manejo de crises agudas. Essas abordagens, juntas, reafirmam a importância de uma rede de suporte integrada, que inclua profissionais de saúde mental, familiares e amigos, para que as pessoas em risco sejam acompanhadas de perto e recebam o suporte necessário para lidar com suas crises.

A figura abaixo detalha o que uma pessoa pode fazer quando se vê diante de uma pessoa com risco de suicídio.

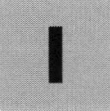

I — Esteja atento aos sinais verbais e não verbais
Tanto o discurso carregado de afetos negativos, quanto a postura que indique desleixo para consigo são sinais importantes a serem notados.

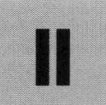

II — Observe mudanças comportamentais
A comparação ideal é a ser feita do próprio sujeito para com seu passado - alterações alarmantes devem ser observadas.

III — Considere eventos estressantes
Cada indivíduo têm uma história de vida e um repertório, por isso, não subestime eventos ambientais e considere sempre o contexto!

IV — Mantenha uma comunicação aberta
Como já vimos, é um mito que falar sobre suicídio dá a ideia para a pessoa, por isso, pergunte, esteja disponível e aberto a ouvir.

V — Enfatize o positivo
Não se preste a ouvir apenas quando a pessoa apresentar aspectos negativos, observe e celebre também as pequenas conquistas.

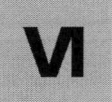

VI — Conheça os recursos disponíveis
Paute-se em informações científicas e serviços confiáveis para indicar caminhos possíveis de tratamento e suporte!

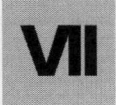

VII — Não assuma a responsabilidade sozinho
Apoiar uma pessoa nessa situação é desafiador, portanto conte com profissionais especializados e uma rede de apoio.

Fonte: Damiano RF, Beiram L., Zazetti, M. Cansei de Viver, e Agora? Editora Manole. 2024.

O amor como fim de um processo de sofrimento e adoecimento

Desde o início deste livro, temos discutido a ideia de que o amor é o fim último de um ser humano que busca as virtudes. Essa busca permanece válida, mesmo diante do caos, do sofrimento e do adoecimento. Viver de acordo com as virtudes não elimina a possibilidade de adoecimento físico ou psíquico, nem remove o sofrimento, pois estamos imersos em uma rede interconectada que chamamos de vida. Mais ainda, todos estamos sujeitos a cometer erros e falhas que podem nos levar ao adoecimento, como escolhas inadequadas no estilo de vida ou a desconexão de nossos propósitos pessoais e espirituais. Esses desequilíbrios podem, em vários graus, resultar em transtornos emocionais e psíquicos ao longo do tempo.

O sofrimento, em algumas situações, pode funcionar como um catalisador para o desenvolvimento de certas virtudes, como a paciência, a resiliência e a compaixão. Entretanto, quando o sofrimento se torna demasiado intenso ou prolongado, ele pode acabar impedindo o crescimento de outras virtudes. Por isso, adotar uma postura de autoflagelação ou ignorar a busca por ajuda quando estamos em sofrimento não são estratégias eficazes no caminho rumo à felicidade. Precisamos entender que o cuidado — seja o autocuidado ou o cuidado oferecido pelos outros — é essencial.

Empatia, compaixão, fraternidade e a busca por justiça são ferramentas poderosas que podem e devem ser estimuladas por todos para mitigar o sofrimento tanto individual quanto coletivo. Afinal, todos estamos juntos nessa jornada de autodescoberta e desenvolvimento pessoal, e, sem exceção, precisamos de uma comunidade para florescer. Quando uma sociedade está em sofrimento, todos são impactados em algum grau, comprometendo o progresso individual e coletivo. Uma sociedade justa e equitativa, por outro lado, promove condições propícias para a felicidade.

Reconhecer o papel do sofrimento em nossas vidas, assim como a necessidade de buscar ajuda dos outros, seja por meio de apoio psicológico, terapêutico ou médico, nos abre caminho para o nível mais elevado de amor: o amor Ágape.

Parte 6: Amor Ágape

Senhor, fazei de mim um instrumento da Vossa paz.
Onde houver ódio, que eu leve o amor.
Onde houver ofensa, que eu leve o perdão.
Onde houver discórdia, que eu leve a união.
Onde houver dúvidas, que eu leve a fé.
Onde houver erro, que eu leve a verdade.
Onde houver desespero, que eu leve a esperança.
Onde houver tristeza, que eu leve a alegria.
Onde houver trevas, que eu leve a luz.
Ó Mestre, fazei que eu procure mais:
consolar, que ser consolado;
compreender, que ser compreendido;
amar, que ser amado.
Pois é dando que se recebe.
É perdoando que se é perdoado.
E é morrendo que se vive para a vida eterna.

Prece de São Francisco de Assis

Chegamos ao último capítulo deste livro. Talvez você se sinta desconfortável com alguns dos pontos aqui apresentados, ou até mesmo perdido em como seguir esse caminho, ou quem sabe, discorde profundamente das minhas opiniões. Quero deixar claro que não me considero portador de uma verdade última e imutável, e reconheço que, com o tempo, minhas próprias opiniões podem mudar. No entanto, se este livro puder transformar a vida de uma pessoa, tornando-a mais feliz através do amor, assim como essas ideias transformaram a minha vida e deram mais significado à minha existência, já me sentirei realizado. Não há motivo para se envergonhar de estar nesse processo de amar e buscar a felicidade, mesmo que ainda cometa erros. Ser indulgente consigo e com os outros é fundamental para entender que esse é o único caminho: cair e levantar várias vezes, sem nunca perder de vista o objetivo final — o amor e a felicidade.

Aos que discordam, pode-se argumentar que as virtudes são subjetivas, moldadas por contextos individuais, culturais e religiosos. Respeito essa posição, mas permita-me discordar e apresentar alguns exemplos para defender minha visão. Altruísmo, coragem, bondade, e compaixão são virtudes universais, transcendem culturas e épocas. Em minhas experiências por dezenas de países e em diferentes contextos culturais, nunca vi essas virtudes serem desvalorizadas. O que muda, sim, são os meios para alcançar tais virtudes. Um exemplo é o debate sobre o direito ao aborto: para alguns, o direito da mulher ao seu corpo é um princípio ético e virtuoso; para outros, a defesa da vida do feto é uma questão igualmente ética e virtuosa. Perceba que ambos os lados defendem suas posições com base em argumentos virtuosamente orientados. Outro exemplo que vemos frequentemente, tanto no Brasil quanto em outras partes do mundo, são as divisões políticas. Extremos à direita e à esquerda se enfrentam com o objetivo de invalidar moralmente o outro. No entanto, quando olhamos mais profundamente, é possível perceber que muitos dos argumentos são sustentados por objetivos morais e virtudes comuns, ainda que manifestados de formas opostas. Assim, o desafio está em como dialogar sobre essas virtudes universais e aplicá-las de maneira que respeite a pluralidade, sem perder de vista o ideal de uma vida pautada pelo amor e pela felicidade.

O tempo, a ciência, a tecnologia e o conhecimento, inevitavelmente, esclarecerão muitos dos debates e divergências que vivemos hoje. Em alguns casos, pessoas poderão perceber seus equívocos ao longo do tempo, enquanto outras podem continuar presas ao orgulho e ao egoísmo, levando seus erros consigo sem jamais reconhecer as falhas. Contudo, a sociedade seguirá em frente, evoluindo, com ou sem essa mudança individual. A chave para facilitar o progresso e, ao mesmo tempo, reduzir o sofrimento humano, está no diálogo respeitoso e construtivo entre grupos com visões ideológicas opostas — um aspecto que foi amplamente negligenciado em tempos recentes. A restauração desse diálogo poderia ser um catalisador poderoso na busca por uma sociedade mais equilibrada e feliz. No entanto, isso exige o cultivo consciente de certas virtudes essenciais, como a temperança, o perdão, a compaixão, a fraternidade, o altruísmo e a generosidade.

Mas afinal, o que é o amor Ágape?

O amor Ágape representa a mais elevada forma de amor, caracterizada por sua natureza incondicional e altruísta para com todos os seres e objetos. Este amor transcende os limites dos sentimentos românticos e das amizades, direcionando-se para o bem-estar do outro de maneira desinteressada e generosa. Ágape abrange todas as formas de vida, incluindo os animais, a natureza e o universo, reconhecendo a interconexão e a sacralidade de todas as criaturas. Este amor é a base das relações mais puras e significativas, que verdadeiramente transformam e elevam o ser humano a um plano superior de existência. Desenvolver o amor Ágape é uma jornada que começa com o autoconhecimento e a autoaceitação, acolhendo nossas próprias imperfeições e limitações, passando pelo desenvolvimento do amor Eros e do amor Philia, pois ninguém salta etapas quando o quesito é amor. Há prática, resignação e resiliência. Além das virtudes mencionadas no capítulo anterior, precisamos falar de mais algumas, que também se apresentam como essenciais quando falamos do desenvolvimento do amor Ágape.

Temperança

A temperança é uma virtude crucial para moderar desejos e impulsos, equilibrando as escolhas que fazemos em diferentes áreas da vida. Desenvolvê-la exige autoconsciência, isto é, o reconhecimento de quando e onde nossos comportamentos tendem a exageros. Reflexões regulares sobre nossas emoções e ações nos permitem observar padrões, ajudando-nos a identificar quando estamos sendo impulsivos ou indulgentes. O autocontrole, nesse contexto, é fortalecido ao estabelecermos metas realistas e estruturadas, dividindo-as em pequenas etapas para que o progresso seja tangível e sustentável. Manter uma rotina equilibrada entre trabalho, lazer e descanso também evita o excesso em qualquer uma dessas áreas, promovendo o bem-estar. No que diz respeito ao corpo, a temperança envolve práticas como uma dieta balanceada e evitar o uso excessivo de substâncias que possam causar dependência ou prejuízo à saúde. O exercício físico regular, além de beneficiar o corpo, também serve como uma ferramenta de disciplina para a mente.

Perdão

Desenvolver a temperança nos ajuda a olhar com mais prudência para as situações e a desenvolver a capacidade de perdoar. Perdão é o ato de liberar sentimentos de ressentimento, raiva ou vingança em relação a uma pessoa ou a um evento que causou dano ou ofensa. O perdão não implica esquecer ou justificar o ocorrido, mas sim promover a paz interior e a reconciliação, permitindo que nos libertemos do impacto emocional negativo causado pela ofensa. Perdoar tampouco é não desejar a reparação do mal cometido por outrem, pois isso iria contra a virtude da justiça. O perdão, como virtude do amor, não pode ir contra as demais virtudes mencionadas aqui. Aliás, no desenvolvimento de qualquer virtude, cumpre-nos questionar se nosso comportamento vai no sentido oposto de outra; se sim, não pode ser um comportamento virtuoso.

No desenvolvimento de qualquer virtude, cumpre-nos questionar se nosso comportamento vai no sentido oposto de outra; se sim, não pode ser um comportamento virtuoso.

Desenvolver a capacidade de perdoar envolve várias estratégias que ajudam a cultivar uma atitude de compaixão e liberação de ressentimentos. Primeiramente, praticarmos a autoconsciência, refletindo sobre nossas próprias emoções e reconhecendo quando estamos guardando mágoas ou ressentimentos. Esforçarmo-nos para ver a situação da perspectiva da outra pessoa, o que pode aumentar a empatia e a compreensão, tornando mais fácil perdoar. Manter um diário de perdão, onde escrevemos sobre nossas experiências de mágoa e trabalhamos através de nossas emoções, pode ser uma ferramenta útil para processar sentimentos e avançar. Praticar a autocompaixão é essencial, reconhecendo que todos cometemos erros e que também merecemos perdão. Buscar orientação espiritual ou religiosa, se for relevante para nós, pode oferecer suporte e perspectivas sobre o perdão. A psicoterapia pode fornecer um espaço seguro para discutir nossos sentimentos, libertando o ressentimento e vivendo com mais paz e autocompaixão. Desenvolver habilidades de comunicação assertiva pode ajudar a expressar nossos sentimentos de maneira saudável e resolver conflitos de forma construtiva. Praticar atos de bondade e compaixão, mesmo em pequenas formas, pode mudar nosso foco do ressentimento para a generosidade e o bem-estar.

Estudos recentes vêm reforçando o impacto significativo do perdão na saúde mental e física. Um exemplo claro é a meta-análise de Sadaf Akhtar e Jane Barlow, publicada em 2016 na Trauma, Violence and Abuse, que avaliou diversos ensaios clínicos randomizados. A análise demonstrou que psicoterapias focadas no perdão são eficazes na redução de sintomas depressivos, agressividade, hostilidade, estresse e ansiedade. Além de promover um afeto mais positivo, o perdão também se mostrou uma ferramenta essencial para melhorar o bem-estar psicológico geral. Outro estudo relevante foi publicado em 2019 por Yu-Rim Lee e Robert D. Enright na Psychological Health. Eles descobriram que, além dos benefícios para a saúde mental, o perdão também está associado a melhores índices de saúde física, mesmo quando controlado por fatores confundidores como idade e condições de saúde pré-existentes. Esses achados indicam que o perdão oferece benefícios que transcendem as tradições religiosas, contribuindo diretamente para a qualidade de vida e bem-estar físico.

Compaixão

A terceira virtude essencial no desenvolvimento do amor Ágape é a compaixão, definida como a habilidade de se conectar profundamente com o sofrimento e sentir um impulso ativo de ajudar a aliviar esse sofrimento. Ao contrário da empatia, que se limita à compreensão, a compaixão envolve uma ação prática voltada à ajuda e ao suporte. A compaixão pode ser voltada para os outros ou para si mesmo, e a autocompaixão é um conceito amplamente estudado na psicologia moderna. De acordo com a meta-análise de MacBeth e Gumley, publicada em 2012 na Clinical Psychology Review, a autocompaixão é a capacidade de reconhecer o próprio sofrimento e responder a ele com cuidado e compreensão, em vez de com autocrítica severa. Esse conceito envolve três componentes principais: a autoamabilidade (ser gentil consigo mesmo em momentos de sofrimento), a humanidade compartilhada (reconhecer que todos experimentam dor e fracassos), e a atenção plena (ter uma perspectiva equilibrada sobre os próprios sentimentos, sem se perder neles). A pesquisa de MacBeth e Gumley revelou que níveis elevados de autocompaixão estão fortemente associados a menores níveis de psicopatologia, incluindo depressão, ansiedade e estresse. A análise também sugere que a autocompaixão pode atuar como uma variável protetora contra o estresse, promovendo o bem-estar emocional e mental.

Desenvolver a compaixão envolve um conjunto de práticas conscientes. Inicialmente, a autoconsciência é essencial, permitindo uma sensibilidade maior tanto para as emoções pessoais quanto para as dos outros. Atos diários de bondade, como pequenos gestos de generosidade, ajudam a construir uma atitude compassiva. Praticar a escuta ativa e a empatia em conversas, prestando atenção genuína nos sentimentos alheios, fortalece a capacidade de compaixão. O voluntariado em comunidades carentes também é uma forma eficaz de ampliar a conexão com o sofrimento dos outros, promovendo uma maior responsabilidade social. A autocompaixão, uma dimensão fundamental da compaixão, requer prática contínua, reconhecendo nossas próprias lutas e tratando-nos com gentileza. Práticas como a psicoterapia focada na compaixão são indicadas para indivíduos que tendem a ser excessivamente autocríticos. Além disso, desenvolver a capacidade de estabelecer limites saudáveis é crucial, uma vez que a exaustão por compaixão pode ocorrer quando não equilibramos o cuidado com os outros e conosco mesmos.

A prática da compaixão leva naturalmente ao desenvolvimento de outras virtudes sociais, como fraternidade, altruísmo e generosidade. Um exemplo forte desse conceito é o Ubuntu, da cultura africana, que significa "eu sou porque nós somos", destacando a interdependência entre as pessoas. Isso contrasta com o individualismo da cultura ocidental, que valoriza o "eu sou porque eu sou", muitas vezes distorcido pelo orgulho e egoísmo. Ubuntu reforça que a verdadeira realização pessoal e social vem da conexão com os outros e do bem-estar coletivo, promovendo uma sociedade mais justa e harmoniosa.

UBUNTU

EU SOU PORQUE NÓS SOMOS

Pesquisas apontam que a prática do voluntariado tem um impacto positivo na saúde física e mental. A revisão guarda-chuva (revisão de revisões) *"Exploring the Effects of Volunteering on the Social, Mental, and Physical Health and Well-being of Volunteers"*, publicada em 2023, revelou que o voluntariado oferece benefícios significativos tanto em termos de saúde social, mental e física. Os resultados mostraram que o voluntariado pode levar a uma redução na mortalidade e uma melhoria na funcionalidade geral dos voluntários. Além disso, os benefícios mais consistentes foram observados em indivíduos mais velhos, aqueles que refletiam sobre suas experiências de voluntariado, voluntários religiosos e aqueles **motivados por altruísmo**. A revisão sugere que o encaminhamento de pacientes de prescrições sociais para atividades de voluntariado pode proporcionar vantagens duplas, tanto para os voluntários quanto para os beneficiários.

Desenvolver a fraternidade, uma virtude fundamental para o bem-estar social, exige a prática constante de empatia, solidariedade e apoio mútuo. O voluntariado é uma das formas mais eficazes de cultivar essa virtude, promovendo um senso de responsabilidade compartilhada e conexão humana. Estudos indicam que os voluntários experimentam não apenas um aumento no bem-estar emocional, mas também uma maior sensação de pertencimento e propósito. Ações generosas frequentes, como o envolvimento em projetos comunitários ou grupos de apoio, reforçam esses laços fraternais, ajudando a construir redes de suporte que beneficiam tanto os voluntários quanto as comunidades. Refletir sobre atos altruístas, mantendo um diário de generosidade, é outra estratégia que promove a fraternidade, pois permite que o indivíduo reconheça e celebre gestos de bondade, sejam eles grandes ou pequenos. Além disso, começar o dia com uma intenção consciente de ajudar os outros coloca a fraternidade no centro das ações diárias. Atitudes simples, como dedicar tempo para ouvir alguém ou oferecer apoio em momentos difíceis, reforçam o compromisso com o bem-estar coletivo, permitindo que a fraternidade floresça em todos os aspectos da vida.

É importante enfatizar o poder de compartilhar atitudes de bondade, fraternidade e altruísmo em nossa sociedade. Muitas pessoas, movidas por sua humildade, preferem manter suas ações generosas no anonimato, influenciadas por ensinamentos como o de Jesus: "não saiba a tua mão esquerda o que faz a tua direita". Essa postura reflete uma virtude de humildade, uma das mais admiradas e necessárias. No entanto, no contexto atual, onde as redes sociais moldam a percepção e as atitudes das pessoas, a falta de divulgação dos atos de bondade pode deixar espaço para que atos de vaidade, orgulho e egoísmo dominem o cenário. Quando se publica atos de ostentação ou luxo, esses posts tendem a ter um alcance muito maior nas redes do que quando o conteúdo compartilha ações altruístas. Isso reflete a tendência de um mundo que valoriza o materialismo, distanciando-se da virtude da humildade. No entanto, é essencial perceber que a mensagem de Jesus pode ser interpretada de forma mais profunda. O ponto central não é a proibição de compartilhar bons atos, mas sim a maneira como esses atos são feitos — com um coração puro, desprovido de vaidade ou egoísmo. É sobre tocar as pessoas com autenticidade, como destacou Jung: "ao tocar uma alma humana, seja apenas outra alma humana".

Portanto, o incentivo aqui é claro: divulgue suas ações de bondade para que outras pessoas possam ser inspiradas a seguir o mesmo caminho. A divulgação de tais ações é uma forma de mostrar ao mundo que o amor, a empatia e a compaixão são possíveis e têm um impacto profundo.

No entanto, ao falar de amor universal (Ágape), é importante estender essa consideração além dos seres humanos e incluir os animais e o meio ambiente. Esse tema é crucial. O sofrimento de qualquer ser vivo, humano ou não, contribui para a infelicidade coletiva. Praticar o amor universal inclui expandir nossas ações e reflexões para esses seres que compartilham o planeta conosco, e isso exige empatia e consciência ambiental. Agir com compaixão para com os animais e o meio ambiente é uma extensão natural da busca por um mundo mais justo e feliz para todos.

Meio-ambiente, virtudes e felicidade

A relação entre o amor Ágape e o meio ambiente é profundamente intrínseca e significativa, refletindo a interconexão de todas as formas de vida na Terra. O respeito e o cuidado com o meio ambiente são fundamentais para garantir o bem-estar de todos os seres vivos, e práticas como a sustentabilidade, a redução do desperdício e a conservação dos recursos naturais são manifestações claras desse amor universal. Elas refletem uma responsabilidade moral que retorna em forma de vida, amor e felicidade. Na encíclica Laudato Si', o Papa Francisco destaca a importância de cuidar da nossa casa comum e a interligação entre todas as criaturas, sublinhando que o desrespeito ao meio ambiente reflete uma falta de amor e compaixão. Segundo o Papa, "tudo está interligado", e isso nos convida a cultivar uma espiritualidade de solidariedade global, enraizada no amor Ágape, que se preocupa com o bem-estar de todas as formas de vida. Além disso, a conexão entre o meio ambiente e a saúde planetária é vital. A saúde planetária, um campo emergente, estuda a interdependência entre a saúde humana e a saúde dos ecossistemas naturais. A Comissão Rockefeller-Lancet sobre Saúde Planetária afirma que a civilização humana depende de um planeta saudável e que a degradação ambiental—como a poluição do ar e da água, as mudanças climáticas e a perda de biodiversidade—tem impactos diretos na saúde humana. Esses impactos podem incluir doenças e crises globais de saúde.

Nesse contexto, virtudes como temperança, prudência e compaixão se alinham perfeitamente com o cuidado ambiental. A temperança nos ensina a moderar nossos desejos e consumos, promovendo um estilo de vida mais sustentável. A prudência nos guia a tomar decisões que considerem as futuras gerações e o impacto a longo prazo no planeta. A compaixão, por sua vez, nos motiva a cuidar do meio ambiente não apenas por nós mesmos, mas por todas as formas de vida que dependem dele. De acordo com a ativista ambiental Dra. Vandana Shiva, cuidar da Terra é uma forma de cuidar de nós mesmos e de todos os seres vivos. A ecologia profunda nos ensina que estamos todos interconectados, e o amor pela Terra é um amor por todos. Portanto, como exploramos ao longo deste livro, o cuidado com o meio ambiente é uma expressão do amor Ágape, que se manifesta através da prática das virtudes. Não podemos alcançar a verdadeira felicidade sem saúde planetária, e a degradação do meio ambiente agrava a desigualdade e o sofrimento, especialmente em países vulneráveis. Quando causamos sofrimento a um ser vivo, seja humano ou animal, pela nossa negligência ou falta de cuidado, estamos nos afastando do desenvolvimento pleno do amor Ágape e da verdadeira felicidade.

Alimentação, indústria da moda, virtudes e felicidade

A alimentação também é um aspecto crucial do amor Ágape, especialmente quando se considera o impacto do consumo exagerado de carne no meio ambiente e na saúde humana. Reduzir o consumo de carnes, principalmente a carne vermelha, não apenas beneficia nossa saúde, mas também tem impactos ambientais positivos. Diversos estudos indicam que dietas ricas em carnes estão associadas a um aumento no risco de doenças crônicas, como doenças cardiovasculares, diabetes tipo 2, câncer de mama e câncer colorretal. Por exemplo, uma pesquisa realizada por Xia Wang e colaboradores em 2015, publicada na *Public Health Nutrition*, mostrou que o consumo diário adicional de carne está associado a um aumento de cerca de 15% na mortalidade por doenças cardiovasculares e câncer.

Além dos impactos à saúde, o consumo excessivo de carnes tem um impacto significativo no meio ambiente. Um estudo publicado em 2014 por David Tilman e Michael Clark na *Nature* revelou que dietas baseadas em carnes contribuem substancialmente para as emissões de gases do efeito estufa, desmatamento e perda de biodiversidade. As dietas mediterrâneas, pescetarianas e vegetarianas, quando adotadas globalmente, podem reduzir as emissões de gases do efeito estufa e mitigar a destruição ambiental causada pela produção intensiva de carne. Mesmo que a mudança completa para uma dieta vegetariana ou vegana não seja uma opção viável para todos, reduzir o consumo de carne já é um passo importante na direção certa. Personalidades como Jane Goodall destacam a importância do tratamento ético dos animais e da interconexão entre todas as formas de vida. Ela defende que nossas escolhas diárias, como o que comemos, têm um impacto profundo no meio ambiente e nas outras criaturas. Da mesma forma, Jonathan Safran Foer, em seu livro *Comer Animais*, enfatiza a importância de reconsiderar nossas escolhas alimentares não apenas por questões de saúde ou ambientais, mas também por razões éticas e morais.

Além disso, a ética nas escolhas do que vestimos vai muito além do estilo pessoal ou das tendências passageiras da moda. A indústria da moda, em especial o *fast fashion*, tem sido criticada por suas práticas insustentáveis, tanto ambientais quanto sociais. Cada peça de roupa carrega consigo uma cadeia de produção que afeta não só o meio ambiente, com a poluição e o desperdício de recursos, mas também a saúde e o bem-estar de milhões de trabalhadores ao redor do mundo, muitas vezes submetidos a condições de trabalho desumanas. Quando refletimos sobre nossas escolhas de consumo, estamos também refletindo sobre o impacto que causamos no mundo e nas pessoas ao nosso redor. Praticar o amor e a ética nas escolhas diárias, como na forma como nos vestimos, é um passo fundamental para uma vida mais consciente e alinhada com a felicidade. Afinal, vestir-se com responsabilidade não só expressa nosso estilo, mas também nossos valores, contribuindo para uma sociedade mais justa e equilibrada.

Adotar hábitos mais conscientes, como a redução do consumo de carne e a escolha por alimentos sustentáveis, é uma forma de promover a saúde planetária e o bem-estar dos seres vivos, sem a necessidade de mudanças radicais. Da mesma forma, a moda ética e sustentável oferece uma oportunidade de alinhar nossos valores às nossas ações, optando por produtos que respeitem o meio ambiente e os direitos dos trabalhadores. Ao fazermos pequenas mudanças nessas áreas, podemos contribuir para um impacto positivo no planeta e na sociedade, expressando um amor mais profundo pela vida e pelas futuras gerações.

Conclusão

Se você chegou até aqui, merece ser celebrado como um verdadeiro vencedor. Enquanto muitos podem ter desistido, buscando atalhos fáceis ou promessas de felicidade imediata, você escolheu um caminho mais profundo, desafiador, mas infinitamente mais significativo. Ao contrário dos "coaches da infelicidade", que vendem a ilusão de sucesso sem substância, você optou por seguir um percurso que exige esforço, paciência e a prática constante de virtudes. Aqui, o sucesso não é medido pelo acúmulo de bens ou status, mas pela capacidade de amar e cultivar virtudes, mesmo em meio ao sofrimento e às adversidades que inevitavelmente fazem parte da vida humana. Esse caminho, que abraça a dor como parte do processo de crescimento, não promete uma vida livre de desafios. Pelo contrário, reconhece que estamos todos interligados, e que o sofrimento de um é, em certa medida, o sofrimento de todos. A grande transformação que propomos aqui não é evitar a dor, mas enfrentá-la com coragem, ajudando os que sofrem a carregar um pouco menos de seu fardo. Esse amor que se manifesta em ações pequenas, mas constantes, em direção à justiça, compaixão e fraternidade, é o verdadeiro caminho para a felicidade. E quando o propósito se alinha ao amor e às virtudes, a felicidade não é apenas um objetivo distante, mas uma consequência natural de uma vida bem vivida, uma existência mais justa e profundamente humana.

O amor é isso: o encontro de nós com o propósito de nossa alma, e a felicidade é a consequência imediata desse fim.

Conclusão

Se você chegou até aqui, merece ser celebrado como um verdadeiro vencedor. Enquanto muitos podem ter desistido, buscando atalhos fáceis ou promessas de felicidade imediata, você escolheu um caminho mais profundo, desafiador, mas infinitamente mais significativo. Ao contrário dos "coaches da infelicidade", que vendem a ilusão de sucesso sem substância, você optou por seguir um percurso que exige esforço, paciência e a prática constante de virtudes. Aqui, o sucesso não é medido pelo acúmulo de bens ou status, mas pela capacidade de amar e cultivar virtudes, mesmo em meio ao sofrimento e às adversidades que inevitavelmente fazem parte da vida humana. Esse caminho, que abraça a dor como parte do processo de crescimento, não promete uma vida livre de desafios. Pelo contrário, reconhece que estamos todos interligados, e que o sofrimento de um é, em certa medida, o sofrimento de todos. A grande transformação que propomos aqui não é evitar a dor, mas enfrentá-la com coragem, ajudando os que sofrem a carregar um pouco menos de seu fardo. Esse amor que se manifesta em ações pequenas, mas constantes, em direção à justiça, compaixão e fraternidade, é o verdadeiro caminho para a felicidade. E quando o propósito se alinha ao amor e às virtudes, a felicidade não é apenas um objetivo distante, mas uma consequência natural de uma vida bem vivida, uma existência mais justa e profundamente humana.

O amor é isso: o encontro de nós com o propósito de nossa alma, e a felicidade é a consequência imediata desse fim.

Referências e Sugestões de Leituras:
Livros:

1. AQUINAS, Thomas. Summa Theologica: Um trabalho teológico que integra a filosofia aristotélica com a teologia cristã, discutindo as virtudes teologais e cardinais.

2. ARISTOTLE. Nicomachean Ethics: Um dos textos mais influentes sobre ética, onde Aristóteles discute a natureza das virtudes e como elas contribuem para a vida boa.

3. CICERO. On Duties: Um tratado sobre ética e moralidade, enfatizando a gratidão e outras virtudes na vida pública e privada.

4. CONFUCIUS. Analects: Uma coleção de ditados e ideias de Confúcio, destacando a humildade, a sabedoria e outras virtudes.

5. DAMIANO, R. F.; BEIRAN, L.; ZANETTI, M. Cansei de Viver, e Agora? 1. ed. São Paulo: Manole, 2023. v. 1. 208p.

6. DAMIANO, R. F.; LUCIANO, A. C.; DANDREA, I.; TAVARES, H. (Org.). Compreendendo o Suicídio. 1. ed. São Paulo: Manole, 2021. v. 1. 578p.

7. GALVÃO, M. H. Aulas e Cursos disponíveis na plataforma Nova Acrópole Brasil.

8. GIBRAN, Khalil. O profeta. São Paulo: Planeta do Brasil. 144p.

9. GOLEMAN, Daniel. Emotional Intelligence: Um livro moderno que explora a importância da empatia e outras competências emocionais no sucesso pessoal e profissional.

10. JOHN RAWLS. A Theory of Justice: Uma obra seminal na filosofia política contemporânea, abordando a justiça como equidade e outros princípios éticos.

11. KANT, Immanuel. Groundwork for the Metaphysics of Morals: Uma obra fundamental na ética deontológica, discutindo a importância da honestidade e outros deveres morais.

12. LEHRER, J. A Book About Love. United States: Simon & Schuster, 2016.

13. LUCCHETTI, G.; PERES, M. F. P.; DAMIANO, R. F. (Org.). Spirituality, Religiousness and Health: From Research to Clinical Practice. 1. ed. New York: Springer International Publishing, 2019. v. 1. 290p.

14. MORAES, Dax. História Filosófica do Amor. Ensaio para uma nova compreensão da essência do amor humano. Natal, RN: EDUFRN, 2019.

15. PLATO. The Republic: Em diálogos como "A República", Platão aborda a justiça e outras virtudes fundamentais para a sociedade ideal.

16. RIBEIRO, M. R. C.; CARVALHO, A. G.; SILVA, A. F.; SILVA, A. M.; IANDOLI JUNIOR, D.; GONÇALVES, L. M.; DAMIANO, R. F. (Org.). Cartas ao Dr. Bezerra de Menezes. 1. ed. São Paulo: AME-Brasil, 2017. v. 1. 380p.

17. SENECA. On Anger: Um tratado estóico que aborda a paciência e outras virtudes como formas de lidar com as emoções.

18. SILVA, A. F.; IANDOLI JUNIOR, D.; GONÇALVES, L. M.; RIBEIRO, M. R. C.; DAMIANO, R. F. (Org.). Uma nova medicina para um novo milênio: a humanização do ensino médico. 1. ed. São Paulo: AME-Brasil, 2016. 460p.

19. FRANKL, V. E. (1985). Man's Search for Meaning. Beacon Press.

20. The Physiology of (Dis)honesty: Does It Impact Health?. (2015). Berkeley and Harvard University Researchers.

21. Worthington, E. L., Davis, D. E., & Hook, J. N. (2017). Handbook of Humility: Theory, Research, and Applications. Routledge.

Artigos:

22. DAMIANO, R. F.; SANTOS, A. G. dos; PEREIRA, M. A. D.; SANTOS, R. M. dos. O Primeiro Ano do Grupo de Apoio ao Primeiranista. Revista Brasileira De Educação Médica, v. 39, n. 2, p. 302–309, 2015.

23. ORTIGUE, S.; BIANCHI-DEMICHELI, F.; HAMILTON, A. F.; GRAFTON, S. T. The neural basis of love as a subliminal prime: an event-related functional magnetic resonance imaging study. J Cogn Neurosci, v. 19, n. 7, p. 1218-30, Jul. 2007.

24. SESHADRI, K. G. The neuroendocrinology of love. Indian J Endocrinol Metab, v. 20, n. 4, p. 558-63, Jul.-Ago. 2016. doi: 10.4103/2230-8210.183479.

25. BONANNO, G. A. (2004). Loss, trauma, and human resilience: Have we underestimated the human capacity to thrive after extremely aversive events? American Psychologist, 59(1), 20–28.

26. TUGADE, M. M., & FREDRICKSON, B. L. (2004). Resilient individuals use positive emotions to bounce back from negative emotional experiences. Journal of Personality and Social Psychology, 86(2), 320–333.

27. Krause, N., Pargament, K. I., Ironson, G., & Hill, P. (2016). Humility, lifetime trauma, and change in psychological well-being over time. The Journals of Gerontology: Series B, 71(5), 860–870. https://doi.org/10.1093/geronb/gbw025.

28. Weziak-Bialowolska, D., Bialowolski, P., Lee, M. T., Chen, Y., VanderWeele, T. J. (2021). Being good, doing good: The role of honesty and integrity for health. Journal of Positive Psychology.

Sites e Fontes Eletrônicas:

1. AGÊNCIA BRASIL. Na trilha da história: Os conceitos filosóficos do amor ao longo do tempo. Disponível em: https://agenciabrasil.ebc.com.br/radioagencia-nacional/acervo/educacao/audio/2017-09/na-trilha-da-historia-os-conceitos-filosoficos-do-amor-ao-longo-do-tempo/. Acesso em: 07 jul. 2024.

2. APA. Building Your Resilience. Disponível em: https://www.apa.org/topics/resilience/building-your-resilience#:~:text=Like%20building%20a%20muscle%2C%20increasing,from%20difficult%20and%20traumatic%20experiences. Acesso em: 07 jul. 2024.

3. MUSE. Journal of Education. Disponível em: https://muse.jhu.edu/article/28169. Acesso em: 07 jul. 2024.

4. PSYCHNET APA. Disponível em: https://psycnet.apa.org/record/2014-16613-009. Acesso em: 07 jul. 2024.

5. STANFORD ENCYCLOPEDIA OF PHYLOSOPHY. Acessada em 07 de julho de 2024.

6. TAYLOR AND FRANCIS. Disponível em: https://www.taylorfrancis.com/books/edit/10.4324/9781315106304/. Acesso em: 07 jul. 2024.

Dr. Rodolfo Furlan Damiano, PhD

VOCÊ
PODE
AMAR
E SER
FELIZ

Editora Reflexão, 2024 – Todos os direitos reservados.
Rodolfo Furlan Damiano, MD, PhD

Editora Executiva: **Caroline Dias de Freitas**
Capa: **Vinicus Cunha Santos | Lucas Misturini Martins**
Ilustrações: **Lucas Misturini Martins**
Coordenação: **Monique Alvez**
Revisão: **Luisa Siqueira**
Diagramação e Projeto gráfico: **Estúdio Caverna**
Impressão: **Digitop**

1ª Edição – Outubro/2024

Damiano; Rodolfo Furlan, MD, PhD.
    Você pode amar e ser feliz.

    130 páginas. 23cm.
    ISBN: 978-65-5619-185-0

    1. Amor Eros 2. Autoamor. 3. Ágape. 4. Autocuidado. I. Título

---

CDU: 658.1:159.954

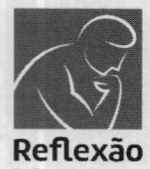

Editora Reflexão
Rua Almirante Brasil, 685 - Cj. 102 – Mooca – 03162-010 – São Paulo, SP
Fone: (11) 9.7651-4243
www.editorareflexao.com.br
atendimento@editorareflexao.com.br

Todos os direitos reservados. Nenhuma parte desta obra pode ser reproduzida ou transmitida por quaisquer meios (eletrônico ou mecânico, incluindo fotocópia e gravação) ou arquivada em qualquer sistema ou banco de dados sem permissão escrita da Editora Reflexão.